W0288622

DIE KRANKHEIT DER WAHRNEHMUNG

THE DISEASE OF PERCEPTION

Clancy I.

DIE KRANKHEIT DER WAHRNEHMUNG

THE DISEASE OF PERCEPTION

Vortrag während des
Seminars über Alkoholismus
am 21. April 1983
in Santa Ana, California

Aus dem Amerikanischen übersetzt von
Diana S. & Silke M.

Redaktion Karina Schmidt

SANTIAGO VERLAG

Zweisprachige Ausgabe
Originalfassung: Clancy Imislund: The Disease of Perception

© Für die deutsche Buchausgabe und die Übersetzung:
© 2010 SANTIAGO VERLAG Joachim Duderstadt e.K.
Asperheide 88 D 47574 Goch
Tel. 02827 5843
Fax: 02827 5842
E-Mail: mail@santiagoverlag.de
www.santiagoverlag.de

Umschlaggestaltung: Sarah Well, Welldesign Goch
Titelbild: © RainerSturm / PIXELIO

Gesamtherstellung: Books on Demand GmbH, Norderstedt
Printed in Germany EEC

1. Auflage 2010
Alle Rechte vorbehalten
ISBN 978-3-937212-38-8

© Copyright-Vermerk: Alle Rechte vorbehalten. Vervielfältigungen, gleich welcher Art, nur mit schriftlicher Genehmigung des Verlags.

INHALT

VORWORT

Als Diana S. und Silke M. mir 2009 aus den USA einen Vortrag von einem gewissen Clancy I. aus Los Angeles, der in ihrer AA-Stammgruppe in New York gesprochen hatte, zusandten - samt einer deutschen Übersetzung - war ich natürlich überrascht. Darüber hinaus wurde sofort spürbar, dass hier etwas Besonderes, etwas sehr Kostbares passiert war. Von dem Gedanken getragen und aus dem tiefen Wunsch geboren, das weiterzugeben, was sie selber empfangen hatten, hatten sich Diana und Silke wochenlang völlig uneigennützig der hier vorliegenden Übersetzung gewidmet. Stellvertretend für die Gemeinschaft der Anonymen Alkoholiker zeigen Diana und Silke mit dieser Liebe, was das Geschenk der Trockenheit und diese spirituelle Gemeinschaft von Trinkern, die zu Heilern wurden, bewirken können und was die anonymen Gruppen so anziehend macht.

Clancy I. – bei uns in Deutschland als Verfasser des Vorworts zu Chuck C.´s Buch „Eine neue Brille" bekannt – hat einen weiten Weg hinter sich. Er gehört nicht zu den Alkoholikern, denen viel erspart geblieben ist. Als ein glücklich verheirateter Ehemann und Vater, als ein im Wohlstand lebender und angesehener Bürger seiner Stadt verlor er durch den Alkohol alles, was ihm lieb und teuer war. Auseinanderbrechen der Familie, Arbeitsplatzverlust, Gefängnis, körperliche Schäden und ein Leben auf der Strasse waren die Folgen seiner Trunksucht. Durch seinen Weg als Anonymer Alkoholiker konnte er über die Jahre Zug um Zug einen neuen Weg beschreiten und ein erfülltes Leben zurückgewinnen.

Der vorliegende Vortrag, der 1983 anlässlich einer Suchttagung vor Psychiatern, Psychologen, Psychotherapeuten und Sozialarbeitern in Santa Ana, Kalifornien gehalten wurde, stellt sich wesentlichen Fragen zur Süchtigkeit und zum Alkoholismus. Clancy gibt aus seiner eigenen Erfahrung heraus tiefe Einsichten in die Natur der Sucht und der „Geisteskrankheit“, die für ihn mit ihr untrennbar verbunden ist. Wir lernen, welche Auswege aus der Sucht - wie beispielsweise das kontrollierte Trinken - sich als große Irrtümer herausstellten und dass der Erstbeschreiber einer Persönlichkeitsspaltung der englische Rechtsanwalt und Schriftsteller Robert Louis Stevenson (1850-1894) mit seiner Darstellung von *Dr. Jekyll und Mr. Hyde* ein Phänomen beschrieb, welches er selbst als Alkoholiker aus eigener Erfahrung kennengelernt hatte.

Doch dieser Aufsatz geht noch weit darüber hinaus. Clancy macht deutlich, dass Alkoholismus im Grunde genommen paradoxerweise kein Alkoholproblem, sondern ein Realitätsproblem ist. Entsprechend bedeutet Nüchternheit die innere Befreiung von den Verzerrungen der Realitätswahrnehmung. Hier, so zeigt sich eindringlich, liegt die eigentliche Genesungserfahrung.

Clancy ist heute über 50 Jahre trocken und betreibt seit mehr als 35 Jahren ein Obdachlosenasyl (The Midnight Mission) in Los Angeles.

Der Förderkreis für Ganzheitsmedizin e.V. hat sich zur Aufgabe gemacht Menschen, die in ihrem Leben an Grenzen gestoßen sind und zur Umkehr gezwungen wurden, Impulse für ihre Genesung zu geben. Dabei ist es gleichgültig, ob die Umkehr durch Trennung, Tod, Krankheit oder Sucht angestoßen wurde. Die deutsche Erstveröffentlichung von Clancy I.s grundsätzlichen Gedanken ist uns deshalb ein Anliegen und eine Ehre. Die Zweisprachigkeit trägt der zusammenwachsenden Welt Rechnung.

Bad Herrenalb, den 10.11.2009 Dr. Kornelius Roth

DIE KRANKHEIT DER WAHRNEHMUNG

Hallo! Mein Name ist Clancy Imislund.
Ich bin der letzte Sprecher dieses erwählten Podiums von Kapazitäten über den Alkoholismus.

Kennen Sie die Gepflogenheiten beim Zirkus? Mir sind sie aus einem meiner früheren Leben geläufig. Bei einer Zirkusvorstellung gibt es immer zwei, die ganz bestimmte Rollen haben. Da ist zum einen der Typ, der vor der Show vors Zelt kommt. Ich nenne ihn den Anheizer. Unterstützt von hübschen Mädchen, Musik oder irgendetwas anderem, plaudert er drauflos. Er redet mit den Leuten vor der Bude und unterhält sie. Dann, wenn sich ein paar Trottel versammelt haben, bringt er sie dazu, eine Karte zu kaufen. „Hier, kauf ein Ticket!“, bellt er. „Sensationelle Dinge passieren drinnen. Verpass es bloß nicht! Gleich! Jetzt! Jetzt!“

Wenn die Zirkusvorführung beendet ist, geht es darum, die Trottel wieder loszuwerden, damit Platz wird für die nächste Gruppe. Dafür haben sie im Zirkus einen speziellen Langweiler, der als der Rausschmeißer bekannt ist. Nachdem er aufgetreten ist, gehen die Leute. Mein Job heute ist also der des Rausschmeißers. Alles klar? Wenn ich fertig bin, haben Sie genug! (Gelächter)

Als ich mir das Programm dieses Seminars angesehen habe, sind mir eine Menge hervorragender Leute aufgefallen, von denen ich einige kenne. Andere kenne ich nicht, aber ihr Werdegang ist sicherlich beeindruckend. Von denen, die ich kenne, bewundere ich einige sehr, wie zum Beispiel Dr. Pershing, einen der wenigen Experten, der selbst kein Alkoholiker ist -, der aber den Alkoholismus wirklich aus seinem Innersten heraus versteht und darüber verständnisvoll sprechen kann. Und wenn er nichts mehr dazu zu sagen weiß, dann schickt er die Leute dahin, wo sie verständnisvoll angesprochen werden.

Wenn aber Informationen darüber, was die Sache selbst betrifft, ausreichen würden, dann hätten wir das riesige Problem Alkoholismus nicht. Tatsächlich wurden in den letzten Jahren eine Menge Informationen über Alkoholismus zugänglich gemacht und verbreitet. Wenn so eine Informationsflut für Leute mit Krebs verfügbar wäre, dann würden sich die Krebspatienten, ihre Freunde und Verwandten auf diese Daten nur so stürzen. Das Gleiche gilt für Diabetiker. Auch sie bemühen sich, alles über ihre Krankheit herauszufinden, was es nur gibt.

Die besondere Eigenschaft des Alkoholismus aber ist, dass dir dein Kopf erzählen könnte, dass es sich um eine physiologisch bedingte Krankheit handelt. Aber dein Innerstes sagt: „Nein, so ist es nicht, es liegt an den anderen Leuten. Die anderen Menschen kümmern sich nicht genug." Egal was sie denken, sie denken sowieso was sie wollen – also diejenigen, die davon betroffen sind. Ganz bestimmt auch die, die von Betroffenen umgeben sind. Und das ist der Grund, weshalb die bestürzenden, tödlichen Statistiken mit diesen Fällen über die Jahre hinweg immer weiter anwachsen – und es nur gelegentlich sehr geringfügige Rückgänge gibt. Es ist eine wundersame Sache.

Die meisten von Ihnen, da bin ich sicher, haben vermutlich schon einmal von den Selbsthilfegruppen gehört. Einige von Ihnen kennen AA oder einige der anderen Gruppen. Der Nationalen Beratungsstelle für Alkoholismus (in den USA) ist es immer wichtig zu sagen, dass es eine Vielzahl von Selbsthilfegruppen gibt. Und es ist klar, dass sie mit keiner der Gruppen offiziell verbunden sind.

Früher, vor vielen Jahren, habe ich oft eine Reihe von öffentlichen Vorträgen für die Nationale Beratungsstelle für Alkoholismus in Los Angeles gehalten. Und dabei musste der Moderator, der sich immer auf dieselbe Art zu Wort meldete, jedes Mal sagen: „Nun haben wir einen Vertreter hier für *eine* der Möglichkeiten, trocken zu leben. Es gibt viele verschiedene andere Möglichkeiten, trocken zu bleiben, wir stellen hier einen Vertreter von einer der Methoden vor." Der Moderator war verpflichtet, das so zu sagen. Ich bin ungefähr zehn Mal dabei gewesen, vielleicht öfter. Eines Tages fuhr ich wie in einem Comic eine Straße entlang und es bildete sich eine Wolke über meinem Kopf mit dem Gedankenblitz, der sagte: „Idee!“ Als sie mich das nächste Mal fragten, sagte ich: „Ich glaube, dass ich eine einseitige Betrachtung des Genesungsprogramms für Alkoholiker gebe. Alles, was die armen Leute von mir hören, ist nur einer der Wege, trocken zu bleiben. Beim nächsten Mal sollten Sie Vertreter von allen Wegen, trocken zu bleiben, mitbringen und wir können dann alle vortragen. Wenn Sie sie alle zusammengetrommelt haben, lassen Sie es mich wissen.“ Irgendwie habe ich dann nichts mehr von ihnen gehört. (Gelächter)

Das soll kein Vorwurf sein. Ich weiß, dass es nötig ist, so etwas zu sagen, weil es doch stimmt, dass es Leute gibt, die auch durch andere Maßnahmen oder andere Selbsthilfegruppen nüchtern bleiben. Es ist nur manchmal schwierig, sie zu finden. Ich meine das nicht abwertend, ich weise nur darauf hin.

Aber das Problem und das Verblüffende – und das wurde hier bestimmt schon von allen Rednern gesagt – ist der Mangel an Verständnis dafür, worum es wirklich geht. Es geht darum, dass der Alkoholiker mit seiner Art, die eigene Rolle abzulehnen, die er in seinem Alkoholismus spielt, nicht verstanden wird. Daher rührt das Unvermögen, diese Leute zu behandeln. Also eigentlich Menschen, die es nicht für nötig befinden, sich behandeln zu lassen. Darin liegt das Verwirrende für Familien, die so *Einen* haben, und jeder weiß, wer der *Eine* ist – außer er selbst. Es ist wirklich eine verblüffende Sache. Es ist fast ein bisschen komisch – aber natürlich nach einer Weile nicht mehr.

Ich bin in einer besonderen Lage. Ich mache fast jeden Tag meines Lebens die Erfahrung, Alkoholiker sterben zu sehen. Wahrscheinlich haben die meisten von Ihnen diese Gelegenheit nicht. Ich sehe auch gelegentlich Fälle von alkoholbedingter Geisteskrankheit. Nun dachte ich immer, oder zumindest über viele Jahre, dass sich die alkoholbedingte Geisteskrankheit in Wahnsinn äußert. Nur wenn jemand viel zu weit gegangen wäre, wäre er alkoholbedingt geisteskrank. Aber alkoholbedingte Geisteskrankheit bedeutet etwas anderes. Das Erste kann man als „Borderline", als Grenze zu psychoneurotischem Verhalten bezeichnen. Alkoholbedingte Geisteskrankheit ist aber etwas anderes.

Sie wissen vielleicht, dass man sagt, dass Alkoholismus die zweithäufigste Ursache für Wahnsinn ist. Und Sie stellen sich jemanden vor, der sich verrückt verhält und so über die Flure rennt. Aber das ist es nicht, worüber hier gesprochen wird. Alkoholbedingte Geisteskrankheit zeigt sich als Folge von einem ausreichenden Blutalkoholgehalt, der von Fall zu Fall variiert und dazu führt, dass genügend Gehirnzellen austrocknen, sodass dieser Mensch nicht länger funktionieren kann. Alkoholbedingte

Geisteskrankheit stellt sich fast genauso dar wie voranschreitende Syphilis. Wenn genügend Gehirnzellen zerstört sind, dann entfällt das komische Verhalten ohnehin. In der Regel endet so jemand auf der Veranda eines Heims, wo jemand vorbeikommt, um ihm die Windeln zu wechseln und ihn dreimal am Tag zu füttern und ins Bett zu bringen und ihm dort wieder herauszuhelfen. Wenn es einmal so weit ist, gibt es keine Heilung mehr. Alkoholbedingte Geisteskrankheit ist eine endgültige Sache, weil Gehirnzellen sich nicht wieder erneuern. Es gibt keine Erneuerung der Gehirnzellen. Meiner Meinung nach stellt das ein besonderes Unrecht gegenüber den Alkoholikern dar. Die Leber und das Gehirn sind zwei Hauptorgane des Körpers, die sich nach genügender Schädigung nicht von selbst wieder regenerieren. Und der Alkohol schlägt gerade bei diesen Ortganen, bei Gehirn und Leber, besonders an. Das muss man ein wirkliches Pech nennen.

Alkoholbedingte Geisteskrankheit ist eine fürchterliche Sache. Leute am Alkoholismus sterben zu sehen, ist auch wirklich fürchterlich. Wenn man an Menschen denkt, die am Alkoholismus sterben, muss man betrachten, wie diese Toten kategorisiert werden. Natürlich, wenn sie tot sind und wir sie morgens in der Auffahrt hinter dem Gebäude finden, dann vermute ich, dass wir es „Tod durch Alkoholismus“ nennen, obwohl man manchmal auch „Tod durch Unterkühlung“ einträgt.

Ich sehe viele Fälle von alkoholbedingtem Tod. Und ich nehme nicht an, dass sie alle als „Tod durch Alkoholismus“ gelistet werden. Ein Mann, der nicht mehr gehen kann und vor einen Autobus stürzt, und der Bus fährt über seinen Kopf, würde nicht als „Toter durch Alkoholismus“ erfasst, obwohl es tatsächlich so ist. Oder, wie wir immer öfter auf der Straße, wo sich die Obdachlosen sammeln, sehen, gibt es dort mehr und mehr Messer, die früher nicht zu sehen waren. Es ist wirklich traurig, zwei alte, zerrissene Menschen bei einer Messerstecherei zu beobachten, und der eine fällt um, kommt bei uns herein, während er die Hand irgendwo draufdrückt - und sein Magen ist aufgeschnitten. Auch das würde man nicht als „Tod durch Alkoholismus“ im eigentlichen Sinne bezeichnen. Aber andere meinen, es sei „Tod durch Alkoholismus“. Auch wenn Sie denken, so wie ich, naja, so ist es halt auf der Straße, wo sich die Obdachlosen sammeln.

Natürlich sterben sie auf der Straße. Aber ich denke, die Sache ist - oder das wäre zumindest etwas, worüber man nachdenken sollte - dass die Toten auf der Straße, wo sich die Obdachlosen sammeln, überall im ganzen Land oder auf der ganzen Welt, vielleicht nur drei Prozent der „Toten durch Alkoholismus“ ausmachen - oder sogar noch weniger. Bleiben 97 Prozent oder mehr für Orte wie Santa Ana, Anaheim, Los Angeles, Minneapolis, Indianapolis und Atlanta – für Menschen wie du und ich, die fast ununterscheidbar von Ihnen und mir aussehen und von denen man nicht denken würde, dass sie eines miserablen Todes sterben wollen.

Es ist nicht einmal ein schneller Tod. Einer der großen Mythen, die ich früher als total harmlos betrachtete, ist, dass man zu Alkoholikern sagt: „Trinken heißt sterben.“ Lieber Gott, wie sehr habe ich das gehofft!!! Aber es wäre viel realistischer zu sagen: „Trinken garantiert lang anhaltendes Elend, Schmerz und Angst, nicht nur bedingt durch das Trinken, sondern auch durch die Gefühle, die damit verbunden sind.“

Durch alle möglichen medizinischen Forschungen, die sich mit Alkoholismus beschäftigen, sind die verschiedensten Annahmen und Theorien aufgetaucht. Allerlei Forschungsergebnisse sind inzwischen verfügbar. Über die Jahre hat die Medizin nämlich einige ziemlich bedeutende Fortschritte gemacht.

Viele Jahre lang wurde in der medizinischen Ausbildung der Alkoholismus nicht behandelt. Daher ist es nicht überraschend, dass die Mediziner keine verteufelte Ahnung hatten, auch wenn sie darüber sprachen. Es sei denn, sie hatten sich bewusst dazu entschieden, sich damit zu befassen. Seit vielleicht fünfundzwanzig Jahren lässt man den Medizinern nun in der Ausbildung dieselbe Zeit für Alkoholismus wie für Denguefieber angedeihen: die Hälfte eines einzigen Tages. Seit fünfzig Jahren jedoch gab es hier keinen Denguefieberfall mehr. Andererseits sehen die Mediziner eine Menge Alkoholiker.

Die Ärzte wurden äußerst schlecht vorbereitet, um Alkoholiker zu behandeln, weil Alkoholiker auf der ganzen Welt bloß aussehen wie ein Haufen von maßlosen, neurotischen Kotzbrocken. Das ist der Alkoholiker. Und das ist der Grund, warum herkömmlicherweise die medizinische Behandlung von Alkoholikern über viele Jahre so aussah: „Da, nimm dieses Mittel hier - und viel Glück." Es ist doch ganz natürlich, dass die Ärzte diese Spinner aus ihrer Praxis hinauskomplimentieren, damit sie sich um die wirklich kranken Leute kümmern können. Wie sollte man sonst mit jemandem umgehen, der hereingestolpert kommt und sagt: „Sie haben mich heute Morgen im Bus alle so komisch angeguckt!"

„Hier, nimm dies. Ich habe eben eine Frau mit einem Milzriss hereinbekommen. Wen kümmert es schon, wie sie dich ansehen, du Spinner!"

Die erste große Studie über Alkoholismus, die jemals gemacht wurde, war eigentlich gar nicht über Alkoholismus, sondern über Alkoholiker, und wurde in den späten fünfziger Jahren an der Yale University, dem „Yale Institute of Alcoholic Study", durchgeführt. Sie haben Alkoholiker untersucht, um einen Durchbruch zu wagen, nämlich um herauszufinden, was es mit diesen Spinnern auf sich hat.

Sie untersuchten Alkoholiker mit allen möglichen Hintergründen und sozialökonomischen Profilen, teilten sie nach psychologischen Profilen ein, testeten sie mit Vergleichsgruppen von Leuten, die sich als Nichtalkoholiker bezeichneten, gaben jedem von ihnen zwei Gläser eines alkoholischen Getränks und versuchten dann die jeweiligen Reaktionen zu messen, um zu sehen, ob sich etwas dabei zeigte. Ich bin gewiss froh, dass ich, als in diesen Tagen aktiver Trinker, nicht in diesen Test miteinbezogen war. Das muss so gewesen sein: „Hier hast du ein Getränk. Trink es. Hier ist noch ein Getränk. Trink es. Alles klar so weit? Gut, das ist der Test für heute." Das kann einen doch nur verrückt machen! (Gelächter) Und man *muss* antworten: „Das mag vielleicht *dein* Test für heute gewesen sein, aber *meiner* ist noch lange nicht fertig. (Gelächter) Wenn du wahrlich eine Wirkung sehen willst, gib mir die ganze verdammte Flasche!"

Sie haben alle möglichen Leute untersucht. Und sie haben eigentlich niemals etwas Brauchbares, etwas, das alle gemeinsam hatten, herausgefunden. Außer zwei Dingen. Sie haben zwei fast ähnliche Merkmale herausgefunden.

Erstens, aus Gründen, die sie nicht benennen oder messen konnten, reagieren Alkoholiker anders auf eine bestimmte Menge Alkohol als Nichtalkoholiker. Das bedeutet nicht, dass die Alkoholiker sofort verrückt spielen oder dass sie sich eigenartig benehmen. Sie scheinen nur irgendwie eine Überreaktion zu haben, was später zu etwas führt, das man vielleicht als Persönlichkeitsveränderung bezeichnen würde. Etwas passiert buchstäblich, man kann eine Verwandlung beobachten. Wissen Sie, es ist nicht überraschend, dass Robert Louis Stevenson, der *Dr. Jekyll und Mr. Hyde* geschrieben hat, an Alkoholismus gelitten hat. Ich bin sicher, dass vieles in dem Buch autobiographisch war, durch das Beobachten dieser Art von Persönlichkeitsveränderung.

Die zweite Gemeinsamkeit war, dass sie alle sehr, sehr stark von ihren psychologischen Profilen her zu Perfektionismus neigten. Sie waren alle Perfektionisten. Auch wenn sich gewiss niemand von ihnen selbst als Perfektionist bezeichnet hätte. Ich selbst hätte mich niemals als Perfektionisten bezeichnet. Ich habe nur einen Hang, nämlich den, festzustellen: „Wenn etwas nicht perfekt ist, vergiss es." (Gelächter) Aber ich bin kein Perfektionist.

Und es gibt ein weiteres Charakteristikum, das sie nicht erfasst haben. Aber ich bin sicher, wenn sie es gemessen hätten, würden sie ein einheitliches Ergebnis erzielt haben. Da bin ich ganz sicher. Wenn sie gefragt hätten: „Glaubst du, tief im Innersten deines Herzens, dass bei dir alles ganz anders ist?" (Gelächter) Wetten, dass? Wetten, dass? Denn das sind die Merkmale.

Mit der Yale Studie wurde Alkoholismus ein bisschen mehr sozial akzeptabel.

Ich wurde 1958 trocken. Heute Morgen hat der Moderator es so klingen lassen, als ob ich vor zehn Jahren sehr nobel gewesen wäre, weil ich eine Stellung im Marketing in Beverly Hills verließ, um abzusteigen und die *Midnight Mission* (ein Obdachlosenasyl in Los Angeles) zu betreiben, was etwas ganz anderes ist. Und wenn man angekündigt wird, so wie unsere nette Muriel mich heute Morgen vorstellte, dann sah es so aus, als ob ich ein engagierter, wunderbarer Mann wäre. Es ist nicht ganz so. Einer der Gründe, weshalb ich dorthin zurückgegangen bin, war, dass ich seit 1958 Hausverbot in der *Midnight Mission* hatte, und ich schwor mir damals, ich würde dorthin zurückgehen und es ihnen zeigen. So bin ich dort eine Weile hängengeblieben, immer eifrig dabei, nach dem bestimmten Typen zu suchen, um die damalige Sache mit dem Hausverbot zu klären. Er ist bisher noch nicht aufgetaucht, aber er wird schon noch erscheinen.

Allerdings wurde ich 1958 nüchtern. In den frühen sechziger Jahren war ich dann wieder als Texter beschäftigt. Längere Zeit hatte ich nichts mehr berufsmäßig geschrieben, sondern arbeitete für Umzugsfirmen oder habe Geschirr abgewaschen. Bis ich endlich einen Job erhielt und für ein Unternehmen im Bereich der Medizin arbeitete. Ich erinnere mich, 1961 oder 1962 die erste ganzseitige Anzeige in einer Medizinzeitschrift über Alkoholismusbehandlung gesehen zu haben. Darin stand: „Doktoren, hört! Sie können nun Alkoholiker ohne Nebenwirkungen und ohne negative Folgen behandeln. Sie können jetzt etwas mit ihnen anfangen. Sie können ihre Angst und ihren inneren Aufruhr mindern und sie dabei nüchtern halten.“ Ich erinnere mich, dass ich dachte: „Da haben wir es wieder. Ich bekämpfte den verdammten Alkohol über Jahre. Er hat mich fast umgebracht. Ich bin auf der Straße der Obdachlosen gelandet. Wenn ich es nur drei Jahre länger ausgehalten hätte …“ (Gelächter)

Und das Produkt hatte sogar einen reizvollen Namen. Es hatte einen Namen, der *Befreiung*, *Freiheit* bedeutete. Es hieß *Librium*. Und ich dachte mir, ach, wenn ich damals doch nur etwas Librium gehabt hätte. Kurz danach bekam ich die ersten Librium-Überlebenden zu sehen. Sie sagten: „Ich trinke zwar nicht mehr so viel, aber ich komme fast nicht mehr aus meinem Sessel hoch.“ (Gelächter) Und dann kam Valium, und so weiter.

Es gab Mitte und Ende der sechziger Jahre Vertreter – die gibt es immer noch, aber nicht mehr so viele – die meinten, dass die Behandlung von Alkoholikern irgendwie durch Entwöhnung durchgeführt werden sollte, dass Alkoholiker im Grunde genommen Leute sind, die nicht trinken wollen und denen nicht klar ist, was das Trinken ihnen antut.

In den späten sechziger Jahren erzielte ein Doktor in New Mexiko dadurch eine Menge Medienaufmerksamkeit, dass er einen Dreh gefunden hatte, der auf psychologische Weise Alkoholiker vom Trinken abhielt. Es funktionierte so: Er filmte sie, wenn sie betrunken waren. Das nächste Mal, wenn sie das Gefühl hatten, dass sie trinken wollten, gingen sie bei seiner Praxis vorbei, er spielte ihnen das Videoband vor und sie sagten: „Oh, Mann, so will ich nicht sein. Oh, vielen Dank, Doktor.“ Es war wirklich großartig, er erhielt viel Presserummel im ganzen Land.

Nur leider, und ganz natürlich, kam es zu dem Punkt, dass die Leute keine Lust mehr hatten, sich erst eine Filmvorführung anzusehen, bevor sie einen Drink zu sich nahmen. Vernünftig gedacht würde man annehmen, dass die Leute im Prinzip gar nicht trinken wollten. Aber genau das ist das ganze Problem. Und es ist schwer zu verstehen.

Am Ende jenes Jahrzehntes gab es eine fabelhafte Behandlungsform draußen in Redlands, Kalifornien, in einem großen Krankenhaus. Auch darüber erschienen zwei ganze Seiten in der Zeitung. Es war ein konfessionelles Krankenhaus, sehr angesehene Leute. Sie wollten ein für alle Mal einen Weg finden, diese dummen Alkoholiker in Form zu bringen. Sie hatten in einer ihrer Abteilungen eine Bar eingerichtet, und die armen Dummköpfe sind da hingegangen. Auch wenn sie vermuteten, in einem konfessionsgebundenen Krankenhaus würde man dort nur eine Moralpredigt zu hören bekommen. Aber als sie dort hereinkamen, sahen sie die Bar und der arme Alkoholiker hörte: „Möchtest du was zu trinken, Heinz?“

Ich bin sicher, der erste Schluck war sehr verhalten.

„Was ist das?“

„J & B Scotch.“ (Also Whisky, (Anm. des Übers.)

„Sagt mal, ihr Kirchenleute, ihr wisst wirklich, wie man sich mit Alkoholikern gut stellt.“

Es handelte sich wirklich um eine großartige Kur, kann ich Euch sagen. Ich bedaure, dass ich nicht dabei gewesen bin. Tatsächlich, ja, auch ich würde damals gedacht haben, „Der Whisky ist so gut, dass man wohl deshalb die Gläser mit einem Draht an der Bar befestigen musste, damit man sie nicht mit in die Schlafräume nimmt.“

Es ging diesen Männern gut, sie tranken einige - und es ging ihnen noch besser. Nach ein paar Tagen kamen sie morgens herein, nahmen einen Drink - und plötzlich erhielten sie durch diesen Draht einen elektrischen Schock. Der Trinker an der Bar war natürlich schockiert und erschreckt und dachte bestimmt: „Das nächste Mal kein Eis, Fred.“ (Gelächter)

Als nächstes erhielt er dann wieder ein Glas ohne elektrischen Schock. „Aha, das ist mehr so, wie es sein soll.“ (Gelächter)

Und nach einigen Wiederholungen dieses Spiels können Sie sich vorstellen, dass man sich fühlte wie ein Rehkitz bei einem Waldbrand. Am Ende kamen diese Jungs in der Klinik zwar noch in die Bar, aber wenn sie gefragt wurden, ob sie ein Getränk möchten, dann war die Antwort: „Nein, ich glaube nicht.“ Und damit war eine weitere Kur offiziell anerkannt. Heutzutage kommt es einem komisch vor, aber man glaubte damals wirklich, sie geheilt zu haben. Später führte man eine Nachuntersuchung durch und stellte dabei natürlich fest, dass die meisten Patienten nach der Entlassung die erste Anlaufstelle nicht verpasst hatten, die Gläser ohne Drähte hatte.

Mein Hobby ist, Kuren zu entdecken, die ich verpasst habe. Das ist der Grund, weshalb ich all diese Dinge untersuche.

Da gab es mal ein großes Krankenhaus in Seattle in den frühen siebziger Jahren, und das gibt es auch immer noch, aber in einer anderen Form. Ihre Theorie war damals, dass Alkoholismus durch ein Enzymungleichgewicht verursacht wird. Wenn man die Enzyme richtig eingestellt hat, sollte man in der Lage sein, normal zu trinken wie alle anderen Menschen auch. Der Druck zu trinken und so weiter würde entfallen. Der leitende Direktor war als einer der ärgsten Alkoholiker bekannt, aber schien jetzt trocken zu sein. Er hielt öffentliche Vorträge. Und er hatte einen atemberaubenden Auftritt. Er sagte dabei, einige dieser fanatischen Selbsthilfegruppen behaupten, dass eine absolute Abstinenz erforderlich sei. Das möge zwar für sie so sein, aber es wäre nicht unbedingt nötig. Mit seinem Programm könne man neue Wege gehen. Und am Ende seines Vortrags nahm er einen Cocktail in die Hand und trank ihn aus. Nun, so etwas nennt man einen atemberaubenden Auftritt! Viele Leute schauten sich gleich im Anschluss daran schon mal unauffällig im Drogeriemarkt nach Enzymen um. Der Auftritt war sicher sehr eindrucksvoll, außer dass unglücklicherweise irgendwann die Enzyme des Direktors Rabatz machten, so vermute ich, weil er nämlich eines Tages in einer Gummizelle landete. So ging man dann doch – wenn auch widerstrebend – erneut zur Abstinenz über.

In den Siebzigern – die meisten werden sich erinnern, ich jedenfalls erinnere mich noch sehr gut daran – kam unsere Ideenfabrik in Santa Monica mit einem neuen Konzept heraus: dem Rand-Bericht. Er besagte, dass Alkoholiker wieder trinken könnten. Dazu gab es jedoch im Kleingedruckten eine Ausschlussklausel: „Es sei denn, Sie sind einer derjenigen, die das nicht vertragen können." Aber sie sagten in dieser Studie, dass Alkoholiker wieder trinken können. Und sie hatten Beweise. Sie konnten Hunderte von Leuten nachweisen, die erfolgreich tranken. Sie veröffentlichten den Bericht damals nicht, bevor sie nicht Fakten nachweisen konnten. Es ist jedoch noch nicht lange her, dass eine umfangreiche Nachuntersuchung gemacht wurde bei der man herausgefunden hat, dass fast alle Teilnehmer mittlerweile entweder schon tot waren oder im Sterben lagen. Aber wissen Sie, ich wunderte mich öfter, was für eine Art Forschung oder Untersuchung diese Leute eigentlich zuvor betrieben hatten. Warum hatten sie dieses Ergebnis nicht kommen sehen? Ich habe später herausgefunden, durch jemanden von der Rand Corporation, wie es zu diesem Fehler gekommen war, denn auch diese Untersucher haben die Alkoholiker nicht zu verstehen vermocht. Wissen Sie, wie sie ihre ersten Nachuntersuchungen angestellt haben? Sie haben die damaligen Teilnehmer angerufen! (Gelächter) Ja! Selbst an meinem schlechtesten Tagen hätte ich diese Frage richtig beantwortet: „Ja, es geht mir immer noch gut."

Sie wissen, was ich meine ...

Es gibt so viele solcher Geschichten. Ich kann mich in diese Verhältnisse hineindenken und mir die Verwirrung vorstellen. Wenn irgendjemand irgendetwas hat, das ihn zerstört, und man ihn davon abgebracht hat, dann muss es verwirrend sein, wenn er freiwillig wieder in diesen zerstörerischen Zustand zurückkehrt.

Letztes Jahr, ungefähr vor einem Jahr, wäre ein Typ, den ich sehr gut kenne, ein Rechtsanwalt mit fortgeschrittenem Lungenemphysem, an genau diesem Verhalten fast gestorben. Er musste immer wieder ins Krankenhaus, um sich Sauerstoff durch die Nase pumpen zu lassen. Und immer, wenn er herauskam und nach Hause ging, zündete er sich als Erstes eine Zigarette an. Ich sagte: „Joe, was zum Teufel tust du? Wie kannst du nur rauchen, mit deinen Lungen?"

Es war so, als ob man jemanden beim Selbstmord beobachten würde. Als ich von Joe kam, dachte ich mir, so muss es immer für meine Familie und die Menschen, die mich liebten, gewesen sein. Sie hatten mich mühsam in Sicherheit gebracht, hatten mich eingeliefert, mich ans Bett gefesselt, mich in eine Irrenanstalt gebracht – und nach all diesen Episoden kam ich zurück, und alles begann von vorn - immer wieder. Ich konnte es ihnen nicht erklären, weil ich selbst nicht wusste, wieso und warum. Ich wusste es im Moment des Anfangs, aber wenn sie mich später fragten, hatte ich keine Ahnung mehr davon.

Das ist es, was dieses Problem so verwirrend macht. Und das ist es, was es so schwierig macht, es zu verstehen. Darin liegt die Grundlage für alles. Wie kann es jemand verstehen, wenn die Person, die davon betroffen ist, es selbst nicht wahrnimmt oder einsieht? Wie kann dann jemand anders es akzeptieren? Und deshalb gibt es im Alkoholismus nur eines, nämlich die totale Abstinenz. Alle, die im medizinischen oder psychiatrischen Bereich etwas über Alkoholismus wissen, was längst nicht alle sind – aber die, die etwas wissen, stimmen grundsätzlich zu, dass die Abstinenz der einzige Weg ist. Der Alkoholiker hat keine Kontrolle mehr. Keiner weiß, warum. Es ließe sich vielleicht für eine Weile kontrollieren, aber wie eine von diesen Selbsthilfetherapien sagt, es scheint nur kurze Erholungen zu geben, gefolgt von schlimmen Rückfällen. Das lässt Alkoholismus wie eine moralische Entartung aussehen. Das lässt Alkoholiker aussehen wie willensschwache, armselige Menschen, die es besser wissen sollten.

Das ist das beste Argument dafür, denke ich, dass wir Alkoholismus eine „Krankheit der Wahrnehmung" nennen. Eine Krankheit der Wahrnehmung. Dabei geht es nicht darum, wie jemand sein Trinken wahrnimmt, sondern um viel, viel mehr. Der Aspekt, der Alkoholismus so verschlagen, so trügerisch und mächtig macht, ist, dass oft weder der Behandler noch der zu Behandelnde versteht, wo der Fehler wirklich liegt. Sie halten daran fest, dass es am Alkohol liegt. Wenn ich nur den Patienten vom Alkohol losbekomme, würde ich gut sein, würde alles gut sein.

„Sieh dir an, was Alkohol dir antut."

„Warum bleibst du dabei?"

Trotz all der Forschung, all den Untersuchungen über den Stoffwechsel des Alkoholikerkörpers und all der verschiedenen Fehlfunktionen der endokrinen Drüsen oder was zum Teufel auch immer es sein mag, umgekehrte Diabetes, starke Unterzuckerung – trotz all der Theorien, die versucht haben, das zu beschreiben: Das Einzige, was man nicht messen kann, ist die Wahrnehmung des Alkoholikers. Der Alkoholiker weiß es nicht, und auch kein anderer weiß es. Das erklärt, weshalb die herkömmliche klinische Behandlung des Alkoholismus fast immer erfolglos ist.

Nun möchte ich für ein paar Minuten dieses Morgens, rein zufällig versteht sich, über den Titel meines Vortrags diskutieren. Im Programm steht: „Alkoholismus, eine Krankheit der Wahrnehmung“. Wahrscheinlich ist der erste Fehler bei der Behandlung oder dem Erkennen von Alkoholismus – dabei werfe ich niemanden vor, Alkoholismus falsch zu behandeln, ich spreche über *das Erkennen* des Alkoholikers oder des Nichtalkoholikers – dass man davon ausgeht, dass es sich um ein Problem mit der Substanz Alkohol handelt. Doch es ist kein Problem des Alkohols. Ich möchte Ihnen meine Meinung dazu sagen. Ich kann Ihnen nur *meine* Meinung dazu sagen. Heimlich fühle ich mich natürlich, als würde ich über eine uralte Weisheit sprechen, aber ich bin gehalten zu sagen, dass es nur meine Meinung ist.

Ich glaube, das große Problem ist, dass die Leute meinen, sie hätten ein Problem mit Alkohol. Nun, wenn sie ein Problem mit Alkohol haben, ist die Behandlung für das Problem mit dem Alkohol ziemlich einfach. Sie lassen die Leute nicht trinken. Das ist alles. So wird es gemacht. Sie können eine Menge Geld dafür verlangen.

Trinken Sie nicht!

Aber beim Alkoholismus ist Alkohol nicht das Problem. Ich glaube nicht, dass Alkoholiker ein Alkoholproblem haben. Nun, das klingt irgendwie pervers - verkehrt. Aber ich möchte dieses langsam, klar und eindringlich sagen. Es hört sich ketzerisch an, aber jeden Tag wette ich mein Leben darauf. Wenn mein Problem der Alkohol ist, dann bin ich kein Alkoholiker. Oder umgekehrt, wenn ich Alkoholiker bin, ist nicht der Alkohol mein Problem.

Nun, das klingt verrückt, stimmt's?

Aber es ist wirklich buchstäblich wahr. Denn wenn das Problem der Alkohol ist, ist die Lösung, nicht zu trinken. Jene Lösung wurde schon vor fünftausend Jahren herausgefunden. Das ist nicht das, worauf die Forschung in den letzen Jahren gestoßen ist. Wenn du ein Problem mit Alkohol hast, dann trink keinen Alkohol. Wenn du allergisch auf Orangensaft reagierst und dir jedes Mal, wenn du ein Glas Orangensaft zu dir nimmst, die Nase abfällt, dann ziehst du letztendlich – und vielleicht mit viel zusätzlicher Hilfe – den Rückschluss: Ich sollte lieber keinen Orangensaft mehr trinken!

Wenn das das ganze Problem wäre! ... Wenn es nur diese Verhaltensänderung wäre! ... Leute wie ich, und ich bin sicher, viele Leute wie ich, haben genau das wieder und wieder probiert – nämlich nicht zu Trinken.

Ich habe abgeschworen, mit und ohne Eid. Ich sage Ihnen, der wahrscheinlich allerwichtigste Schwur, den ich jemals geleistet habe, damals, vor vielen Jahren, war, als mein kleiner Junge starb und ich im Gefängnis saß. Der Richter ließ mich frei, weil ich nur wegen einer Rauferei unter Alkohol zu einer Gefängnisstrafe verurteilt worden war und weil ich ein leitender Angestellter war.

Der Sarg war so klein. Ich fühlte mich so reumütig und trug seinen kleinen Sarg. Ich hatte verlangt, sein Sargträger zu sein. Ich wollte nicht, dass irgendjemand sonst diesen Sarg berührt. Ich setzte ihn ab, und ich legte meine Hand auf ihn, ich legte ein Gelöbnis ab, dass dies niemals wieder passieren würde. Es sollte nie wieder vorkommen, dass ich wegen des Trinkens nicht da bin, wenn ich gebraucht werde. Niemals wieder. Kleiner John, wenn es jemals geschehen würde, so hoffte ich, dass meine Arme verdorren und abfallen. Ich hatte Tränen vollkommener Aufrichtigkeit in meinen Augen. Ich hätte mein Leben dafür gegeben, um zu vermeiden, dass so etwas je wieder passiert. Und ungefähr 29 Tage später, in einer anderen Stadt, in der ich arbeitete, waren die Gefühle von Reue und Schmerz so intensiv, dass ich ein paar Drinks nehmen musste, um sie aushalten zu können.

Versuchen Sie das jemandem zu erklären. Ich erinnere mich, wie meine Familie sagte: „Wie konntest du? Wie konntest du, nach dem, was John passiert ist, wie konntest du wieder so weit gehen?“

Es gab keine Antwort. Ich wusste es nicht. Am Anfang schien es noch irgendwie Sinn zu machen, aber wie es zu dem Ende geführt hatte, konnte ich nicht erklären.

So geht es weiter. Die Antwort ist der Entzug, egal wie du es anstellst, ob „nett“ in vierzig Tagen oder in einem kalten Entzug auf dem Boden eines Gefängnisses. Die Hauptsache ist, du entziehst. Denn – das ist der einzige Weg, um ein Alkoholproblem zu lösen.

Nun, dieses komische, tödliche, irremachende, verwirrende, täuschende Ding namens Alkoholismus birgt einen entscheidenden Unterschied. Und diesen Unterschied scheint im Moment niemand zu erkennen. Denn der Unterschied zwischen einem Alkoholproblem und dem Alkoholismus ist, dass das Aufhören des Trinkens keine Auswirkung auf den Alkoholismus hat. Tatsache ist: Das Alkoholproblem zu lösen, indem man aufhört zu trinken, macht den Alkoholismus schlimmer. Aufzuhören zu trinken bedeutet, sich von einer anfänglichen Erleichterung hin zu einer ungeschminkten, grauen, kalten, reuevollen, angsterfüllten Realität zu bewegen. Und je weiter du vorankommst, desto schlimmer wird es.

Dies ist eine offensichtliche Tatsache in meinem Leben, die ich mitunter auch leugnen kann, aber mein Problem ist *nicht* Alkohol. Ich habe diese anderen Probleme, tatsächliche Probleme. Probleme, die ich nicht beschreiben kann. Probleme, die mir so scheinen, als hätte nur ich sie. Irgendwie oder auf eine Weise bin ich empfindlicher als andere Menschen. Einsamer. Irgendwie oder auf eine gewisse Weise fühle ich Dinge zu intensiv.

Ich fühle anders als andere Menschen. Aber ich möchte nicht anders fühlen. Es fühlt sich nicht gut an. Ich fühle mich einsamer als andere Leute. Aber – wenn man die anderen betrachtet und beobachtet, um herauszufinden, wie es ihnen wohl gehen mag, gerät man in eine Falle. Eine Falle, in die jeder Mensch gelegentlich tappt. Aber Alkoholikern passiert das sehr häufig, denn man gerät hinein, wenn man sich unsicher fühlt. Die Falle besteht darin, dass du, wenn du anfängst, dich mit anderen zu vergleichen – in einer Situation, in der du dich ohnehin gerade sehr anders fühlst – nur sehen wirst, wie *sehr* du anders bist und fühlst. Du siehst dich bei der Arbeit oder bei anderen Leuten um, die du gut kennst. Was du beobachtest, liefert dir Antworten. Das Problem ist, dass die Antwort immer falsch ist, aber du merkst es nicht. Du kannst es nicht erkennen. Denn: Jeder Mensch vergleicht sich immer nur dann, wenn er sich schlecht fühlt. Niemals, wenn es ihm gut geht. Immer nur dann, wenn er sich schlecht fühlt.

Ich habe nie begriffen, dass ich mein Innerstes mit der *äußeren* Erscheinung anderer Leute vergleiche. Ich vergleiche mein rohes Fleisch mit anderer Leute Abwehrmechanismen, die sie 30 Jahre lang aufgebaut haben, um ihr rohes Fleisch zu verdecken.

Ich kann jedem hier mit Sicherheit sagen: Alkoholiker oder Nicht-Alkoholiker – wenn du dich in dem Moment, in dem du dich schlecht fühlst, mit anderen vergleichst, wirst du niemals auf jemanden stoßen, der so empfindlich aussieht, wie du dich gerade fühlst.

Du wirst niemals jemandem begegnen, der aussieht, als hätte er die heimlichen Angstgefühle, die dich quälen. Du wirst niemals jemandem begegnen, der so einsam und frustriert aussieht, wie du dich gelegentlich fühlst. Und umgekehrt gilt das Gleiche: Wenn sie dich ansehen, fühlen sie genauso.

So funktioniert das Vergleichen, wenn man sich schlecht fühlt. Genau das, was ich getan habe, um meine Gefühle vom Anderssein zu überwinden, hat mich letztendlich nur noch mehr entfremdet – und ich wusste es nicht. Das liegt daran, dass man diese Vorgänge nicht messen kann. Man kann den Alkoholgehalt im Blut messen, aber nicht die verzerrte Wahrnehmung. Die Polizeistreife kann dich anhalten und deinen Alkoholpegel messen, aber sie kann dir keinen Tropfen Blut oder Urin abnehmen und sagen: „Ich lasse diese Probe durch den Scanner laufen, um die Angstgefühle, die Sie heute haben, festzustellen. Gehen Sie hier auf dieser weißen Linie entlang, damit wir bestimmen können, ob Sie heute anders fühlen als andere Menschen."

Ja, sehr spaßig. Aber eigentlich ist gar nicht so komisch. Es ist tödlich.

Das ist der Grund, weshalb fast jeder, der an Alkoholismus leidet, daran stirbt. Auf irgendeine Weise. Früher oder später. Das ist der Grund, weshalb relativ wenige alkoholkranke Leute die Realität langfristig verkraften können und einige, denen es gelingt, doch wieder in ihr altes Verhalten zurückfallen.

„Ich trinke jetzt keinen Alkohol mehr, deswegen bin ich in Ordnung." Das ist der tödliche Irrtum. Der Fluch des Alkoholismus ist nicht, dass man nicht trocken werden kann.

Wenn trocken werden die Antwort wäre, hätten die Entgiftungskuren gewonnen. Und die Krankenhäuser hätten gewonnen. Aber das haben sie nicht. Die Entgiftungen sind erfolgreich. Der Ort der klassischen amerikanischen Entgiftung ist nicht das Krankenhaus oder die Entgiftungsanstalt. Die klassische amerikanische Entgiftung, bei der die meisten Alkoholiker trocken werden, ist die Toilette. Funktioniert genauso effektiv. Aber zerrt etwas mehr an deinen Nerven. Aber es gibt nur wenige Problemtrinker, die nicht morgens vor dem guten alten Porzellanaltar knieten und auf das Auftauchen einer Antwort wartend ins schimmernde Wasser starren.

Du kannst da sogar dein Morgengebet beten. Du könntest sagen: „Oh Gott!"

Aber das Einzige, was passiert, ist, dass du entgiftest.

Wenn ich Leute, echte Alkoholiker, darüber reden hörte, dass sie 20 Jahre lang rund um die Uhr betrunken waren, habe ich immer gedacht, ja, das ist wirklich ein Alkoholiker. Nicht ein smarter Kerl, dem eine Reihe von Missgeschicken passiert sind. Aber ich habe etwas ganz anderes herausgefunden: Unter Laborbedingungen ist es für einen menschlichen Körper physisch unmöglich, 14 Tage und Nächte dauerhaft unter Drogen zu stehen. Im Labor. Also geht das auch nicht in der Welt da draußen. Also wird man zwischenzeitlich trocken. Und der Fluch des Alkoholismus ist Trockensein. Dabei eine ungemütliche Realität zu erleben, macht dich aber nicht zum Alkoholiker. Es muss noch ein weiterer Faktor dazukommen, auf den ich später noch eingehen werde. Im Moment läuft mir die Zeit weg, denn wie ich weiß, werden wir gleich eine Kaffeepause machen.

Aber was ich in den ersten wenigen Minuten versuchen wollte aufzuzeigen, war, wie irremachend diese Sache ist. Ich denke, wenn wir zu einem Verständnis kommen wollen, müssen wir die Wahrnehmung eines Alkoholikers verstehen und begreifen, was einen Alkoholiker zum Alkoholiker macht, um daraus ein Verstehen zu entwickeln, wie man die Sache bekämpfen und besiegen kann. Das kann nicht allein durch Entzug geschehen - und auch nicht durch Keuschheits- und Gehorsamkeitsgelübde. Das ist unmöglich. Man müsste die Welt um den Alkoholiker herum ändern. Es gibt einen Weg, das zu tun.

Die Leute sagen manchmal: „Das ist ein alkoholisches Gefühl." Gibt es etwas Besonderes/Spezielles für Alkoholiker? Ich denke nicht. Ich glaube nicht, dass es so etwas wie ein alkoholisches Gefühl gibt. Um es klar zu stellen: In den letzten fünftausend Jahren sind keine neuen Gefühle entdeckt worden. Wenn ich frustriert und ärgerlich werde, dann werde ich genau in derselben Art und Weise frustriert und ärgerlich wie der Pharao von Ägypten. Es gibt unterschiedliche Auslöser, aber es sind immer die gleichen Emotionen. Die Gefühle der Alkoholiker können als hochsensible Gefühle beschrieben werden, oder mit anderen Worten - die eigentlich furchtbar sind, und bei denen ich bevorzugen würde, sie niemals in meiner Gegenwart zu hören, weil sie einfach zu wahr sind - als kindische Gefühle. Es ist fast unmöglich, sie zu beurteilen, weil sie in einem erwachsenen Körper mit einem erwachsenen Gehirn, mit erwachsenen Kompetenzen, mit erwachsenen Fähigkeiten, mit erwachsenen Möglichkeiten des sich Herausredens und Rechfertigens, mit allen Möglichkeiten des Erwachsenenlebens ablaufen. Wir gehorchen ihnen auf den leisesten Wink. Es sind übersensible Gefühle. Kindliche Gefühle. Im Konfliktfall so unumgänglich wie übertrieben.

Immer wenn der Alkoholiker nüchtern wird, taucht der Konflikt wieder auf und der Alkoholiker beginnt zu reagieren – und er reagiert unangemessen. Er versucht, den Konflikt mit Vernunft zu beherrschen und Dinge in Ordnung zu bringen. Er versucht, die aufkommenden intensiven Gefühle zu beherrschen. Aber es gibt eine Tatsache, die in der Erforschung der menschlichen Psyche nicht in Zweifel gezogen werden kann, und das ist Folgendes: Wenn intensive Gefühle und die Vernunft miteinander in Konflikt geraten, dann gewinnen immer die Gefühle. Sie gewinnen immer. Früher oder später gewinnen sie. Die Vernunft wird müde und spaziert davon. Man kann das bekämpfen und bekämpfen und bekämpfen. Wenn man von der Macht der Vernunft, die Gefühle durch den Intellekt zu überwinden, spricht, meint man selbstverständlich die Macht des Willens oder die Willenstärke. Man versucht, die Gefühle mit dem Willen zu überlagern. Deshalb lesen so viele Menschen in dieser Situation inspirative Literatur. Sie versuchen Anhaltspunke zu bekommen, um irgendetwas zu finden, was den Intellekt stärkt, um jene verdammten, stinkenden Gefühle im Zaum zu halten. Aber früher oder später ist es nicht genug. Die starken, neurotischen Emotionen werden immer die Oberhand gewinnen und den Intellekt überwinden. Noch einmal: Das ist, was es so verblüffend macht. Der trockene Alkoholiker gerät in Verhältnisse, in Situationen, die langsam aber sicher immer unbekannter werden. Er sieht Dinge. Seine Wahrnehmung der Dinge scheint absolut klar. Er glaubt den Vorkommnissen, der Realität, so wie er sie sieht, und seine Reaktion passt dazu. Eigentlich kann man nur so darauf reagieren, meint er, wenn man die Dinge richtig sieht. Bald erreicht er den Punkt, an dem das Leben farblos wird. Es wird grau, und er wird angespannt und ängstlich. Er mag seine Fäuste ballen und er denkt, die Leute, für die er sich opfert, würdigen es nicht. So geht es immer weiter und weiter.

Eines Tages erreicht er einen Punkt, an dem alles zu viel zu sein scheint, verdammt viel zu viel. Ein Mensch, der morgens unter Druck aufsteht, sich überwinden muss, um herauszugehen und den Menschen zu begegnen, lässt alles und alle zur Hölle fahren. Seine Träume sind offenbar ausgefranst und schmutzig, die Hoffnungen werden von unsensiblen Händen zerstört. Man zieht sich an, man bückt sich, und man kann es kaum ertragen. Man versucht die Schuhbänder zu binden, um zur Arbeit zu gehen, und dann reißen diese verflixten Schuhbänder. Das ist einfach eine Zumutung zu viel. Er sagt, ach, zum Teufel damit. Das ist das Ende. Traurig genug.

Wenn man mit dem Mann später spricht, sagt man: „Sie waren gerade dabei, mit der Familie wieder klarzukommen, und Sie hatten Ihre Arbeit wieder aufgenommen. Also warum haben Sie sich wieder so betrunken?“

Und der Mann denkt: „Meine Schuhbänder sind gerissen. So ist es.“

Es klingt komisch, ist aber tieftragisch, weil viele Menschen an solch kleinen Dingen sterben, bloß an einem kleinen Ding.

Man kann menschliche, emotionale Schmerzen nicht wieder erleben. Man kann darüber reden, aber man kann sie nicht genauso wieder erleben wie das erste Mal. Der menschliche Verstand ist mit etwas gesegnet oder verflucht, was man als „flexibles Gedächtnis“ bezeichnen kann. Mit anderen Worten heißt das, wir können die angenehmen Erinnerungen bewahren und die unangenehmen mindern. Das hilft uns Menschen natürlich, geistig gesund zu bleiben. Jeder hier in diesem Raum hat Erinnerungen, über die die Natur, Gott sei Dank, einen Schorf, eine dicke Kruste gelegt hat. Ansonsten wäre man nicht in der Lage gewesen, sie zu ertragen. Aber genauso wenig können wir jemals das total wieder herstellen, was passiert ist. So ist es nun einmal. Aber dann kommt der Punkt, an dem nichts mehr geht. Nun, auch das macht einen noch nicht zum Alkoholiker. Dieses Empfinden ist nicht allein Alkoholikern vorbehalten. Es gibt Millionen von Leuten, die in diese Lage geraten und keine Alkoholiker sind. Sie sind aus medizinischer Sicht starke oder akute Neurotiker. Sie nehmen immer noch die Wirklichkeit wahr. Neurotiker reagieren nicht richtig, aber sie sehen die Wirklichkeit richtig. Sie reagieren unangemessen. Und gefühlsbetont. Die Dinge werden voller Besessenheit erlebt, und alles wird einfach nur schrecklich. Sofern nicht etwas passiert, diesen Leuten zu helfen, um entweder den Konflikt zu verringern oder ihre Reaktion darauf zu vermindern, drehen einige von ihnen durch und werden zu dem, was als Psychotiker bezeichnet wird. Mit Psychose meint man, das Gehirn setzt eine verzerrte Brille auf, damit die Wirklichkeit anders wahrgenommen werden kann. Das löst zumindest den Konflikt, oder einen Großteil davon.

Es ist komisch, aber Alkoholiker werden meist nicht psychotisch. Kaum jedenfalls. Fälle von alkoholischen Psychotikern sind genauso selten wie ein rosa Elefant. Warum? Weil sie, bevor es richtig schlimm wird, trinken. Jetzt stellt sich die Frage, weshalb die Neurotiker nicht trinken, um den Druck loszuwerden? Hier kommt die interessanteste Facette des Alkoholismus. Weil sie trinken - und es ihnen nicht den Druck nimmt. Das ist der Unterschied zwischen einem Neurotiker und einem Alkoholiker. Ein Alkoholiker bekommt eine spezielle Wirkung durch Alkohol, die die meisten Menschen nicht bekommen. Das ist der Grund, warum Neurotiker keine Entlastung durch Alkohol erfahren. Ein Alkoholiker – jeder Alkoholiker und jeder um ihn herum – kann immerzu feststellen, was der Alkohol bei ihm bewirkt. Aber wenn es so weit ist, dann ist es schon ziemlich weit fortgeschritten.

Der funktionale Aspekt beim Alkoholiker ist das, was der Alkohol für ihn tut. Er weiß jedoch nicht, dass der Alkohol etwas Sonderbares für ihn bewirkt. Andere Leute wissen es auch nicht. Er kann tatsächlich seine Wahrnehmung der Wirklichkeit durch Alkoholkonsum verändern. Er kann – ich kann – buchstäblich meine Beziehung zu meiner Umwelt verändern. Ich kann mich so fast augenblicklich größer und zuversichtlicher und dann wieder Dinge kleiner und weniger bedrohlich darstellen. Ich wusste nicht, dass Alkohol das für mich tat. Ich weiß nicht, wie man so etwas herausfinden könnte. Weil es sich innerlich abspielt. Man nimmt an, dass es für andere Leute genauso ist. Aber wenn andere nicht trinken, meint man, sie haben nicht denselben Druck wie der Alkoholiker.

Das ist der Grund, weshalb Trinker sich früher oder später nur mit Trinkern zusammentun. Keiner will ein Trinker sein und nach Feierabend mit einem Dummkopf hängen bleiben, zu dem man sagt: „Möchtest du etwas trinken?"

„Ja!"

„Okay, trinken wir *noch* einen."

„Oh, nein danke, ich merke den Alkohol schon."

Ich möchte mit Leuten zusammen sein, die diese bunte Umwelt verstehen. Wenn ich um kurz vor Mitternacht in einer Kneipe bin und jemand sagt: „Hey, fahren wir nach Mexiko!", dann will ich Stimmen hören, die sagen: „Ja, klar!"

Ich möchte nicht in der Nähe von einem kleinen Blödmann sein, der sagt: „Wieso? Ich muss morgen um 9.00 Uhr arbeiten. Was soll ich Hildegard erzählen?"

„Sag ihr, sie soll dich zu Hause behalten, du kleiner mieser Langweiler. Komm los, lass uns gehen."

Ich möchte mit lebensfrohen Leuten zusammen sein. Ich habe genug von den grauen Mäusen. Es ist Zeit für ein bisschen Farbe, Hans!

Man kann Alkoholiker auf verschiedene Weisen beschreiben. Das ist lustig, mir kommt es komisch vor. Ich war immer sehr verblüfft, wenn ich den Nichtalkoholiker – ich habe ihn auf Partys erlebt, meistens auf Cocktail-Partys – sagen hörte: „Oh, ich glaube, ich hatte ein bisschen zu viel, Helga, ich denke, am besten fährst du uns nach Hause."

Wenn ich das jemals bei einem Alkoholiker erlebt hätte, würde mein Herz stehen geblieben sein. Die richtige Antwort für mich ist: „Gib mir die verdammten Schlüssel, ich werde fahren. Wenn dir das nicht passt, geh zu Fuß. Ich bin jetzt der Chef, Schätzchen."

Alkohol hat eine besondere Wirkung für mich. Ich würd' mal sagen, der einzige Nachteil dabei ist, dass du, wenn du ein Alkoholiker bist, dich nach zwei Martinis besser fühlst als nach sechs Monaten Therapie. Eine Flasche guten Weines, oder schlechten, ist besser als Jahre metaphysischer Einsicht. Ich habe beides ausprobiert, und ich kann es Ihnen bestätigen.

Hier ein Beispiel: Als ich fast ein Jahr nüchtern war, hatte ich einen kleinen Job bei der Firma Weinberg-Werbung in West Los Angeles. Ich habe Pakete gepackt, was eine ziemlich kleine Position für jemanden ist, der früher ein preisgekrönter Texteschreiber war. Ich hatte keine Vorderzähne mehr, man dachte, ich hätte sie bei einem Feuer verloren. Jahrelang müssen Sie die Werbeplakate gesehen haben, die immerzu sagten: „Wodka spricht man Kam-chat-ka." Es ist in den letzten Jahren geändert worden. Aber viele Jahre lang war es gleich. Als ich dort war, war es schon alt. Das war 1959. Und ich dachte, ich lasse diese Jungs wissen, dass es hier im hinteren Raum einen preisgekrönten Texter gibt. Sie vermuten, ich sei bloß ein Paketepacker. Aber warum sollte ich sie nicht wissen lassen, dass ich bereit war, aufzusteigen. Also eines Tages entwarfen sie ein Plakat, die Designer und die Texter. Ich kam mit meinen Paketen vorbei. Ich sagte: „Sag mal, auch wenn es mich nichts angeht, aber anstelle dieses Slogans, den ihr seit über zehn Jahren benutzt, wie wäre es mit etwas wie ‚Kamchatka Wodka macht ‚BUM' – besser als irgendein Wodka auf der Welt!'?"

Sie schauten mich an, ich bekam verächtliche Blicke und ein „Ach du Spinner, verschwinde!". Einer sagte: „Wenn es Ihnen hier nicht passt, warum gehen Sie nicht in einer anderen Werbeagentur Pakete packen?"

Ich war außer mir. Ich versuchte, ihnen auf die Sprünge zu helfen, doch sie wollten mir nicht zuhören – nur weil ich schlecht aussah!

Am selben Abend sprach ich mit meinem AA-Sponsor, und versuchte, ihm diese Begebenheit zu erzählen. „Halt's Maul", erklärte er mir. „Versuch dich wie ein erwachsener Mann zu benehmen."

Endlich erzählte ich die ganze hässliche Geschichte. „Sie wollten mir noch nicht einmal zuhören. Sie wollten sich meine tolle Idee nicht einmal anhören! “

Und er sagte: „Begreifst du das denn immer noch nicht? Ich versuche dir das seit längerer Zeit zu erklären. In solchen Situationen will dir niemand etwas böses. Sie wissen nur einfach nicht, worüber du um alles in der Welt sprichst. Für sie macht Kamchatka Wodka nicht ‚BUM‘. Für sie macht Kamchatka Wodka mildes Geplätscher. Gluck-gluck. Das ist der Grund, warum du in diesem verdammten Meeting sitzt - und nicht sie.“

„Ach so“, sagte ich nur.

Ich habe oft über diesen Aspekt gesprochen. Häufig wünschen sich Alkoholiker, keine Alkoholiker zu sein. Aber im Grunde wollen sie das nicht wirklich. Sie wollen nur die negativen Auswirkungen nicht haben. Ich kenne zwar keinen Alkoholiker, der ständig mit dem Rücken zur Wand und den bösen Geistern am Hals durchs Leben gehen möchte – der aber gleichzeitig auch nicht möchte, dass der Alkohol nur noch ein fades gluck-gluck macht. Nur etwa drei bis sieben Prozent aller Trinker werden jemals dasselbe erfahren haben, was ich im Leben für gegeben, für normal hielt. Wenn die bösen Geister an deinem Hals hängen, dann gibt es für uns kein mildes Geplätscher, nur ein gluck-gluck. Es muss „BUM“ machen. Zwar ändert sich nichts -aber es sieht dann alles wieder ganz anders aus.

Wenn Alkohol das für dich bewirkt, geht damit eine kleine blöde Nebenwirkung einher. Die Werkzeuge, die ich zur Konfliktbewältigung habe, die Fähigkeit, mit Konflikten und Schwierigkeiten umzugehen, verkümmern durch Vernachlässigung immer ein bisschen mehr. Wieso soll ich zwei Wochen lang an einer schmerzhaften Situation arbeiten, wenn ich das Ganze in zwei Minuten für mich verändern kann?

Wenn es so weit ist, dass Alkohol so etwas für dich tut, dann haben alle anderen Alternativen keine Bedeutung mehr. Dann bist du schon ganz schön weit gediehen. Wenn Alkohol diese Wirkung bei dir hat, dann wirst du die Wirklichkeit, die Realität immer weniger aushalten können – das passiert Schritt für Schritt. Der Fluch des Alkohols ist, dass die Realität – die Wirklichkeit des Lebens von Tag zu Tag – unaushaltbar wird. Und du behauptest das Gegenteil und meinst, du kannst sogar „beweisen", dass du Recht hast.

Wie gesagt, ich beobachte, wie Männer sterben. Jeder von ihnen würde mir versichert haben, dass er kein richtiger Alkoholiker sei. Sie hätten echte Probleme. Es scheint so zu sein, dass der unlösbare Aspekt des Alkoholismus der ist, dass die Welt sich irgendwie verändern müsse, damit dieser Mann oder diese Frau sie aushalten, sie durchstehen könne. Aber man kann die Welt nicht ändern. Und in diesem Dilemma stecken wir fest.

Die Kombination von Alkohol mit der Tatsache, dass die Lösung (der Alkohol) sich zum Problem wandelt, und das in der Wirklichkeit des Lebens, die immer wieder so viele dunkle Ecken aufweist, dass sie unerträglich wird – diese Kombination nennen wir Alkoholismus.

Der Grund, weshalb Menschen so oft daran sterben, ist, dass sie diesen Zustand mit einem Alkoholproblem verwechseln. Dabei halten sie fälschlicherweise die Substanz Alkohol für das Hauptproblem. Das ist auch der Grund dafür, warum nur sehr, sehr wenige Leute, die im Fachbereich Alkoholismus arbeiten, dies verstehen können – es sei denn, sie sind selbst Alkoholiker. Und warum viele, die im Fachbereich Alkoholismus sogar gut andere belehren können, die sich in Bezug auf ihre eigene Art der Wahrnehmung jedoch nicht ganz klar sind, sich wieder betrinken. Traurig - aber wahr. Alles intellektuelle Wissen, alle Vernunft taugen nichts mehr, wenn die Gefühlsaufwallungen zuschlagen. Dann ist es ganz egal, ob man der Klügste oder der Dümmste ist. Ich habe sowohl einen leitenden Angestellten beim California Institute of Technology als auch einen Mann, der sein Leben mit der Schaufel in der Hand verbracht hat, aus demselben Grund sterben sehen.

Nun, deswegen ist es früher oder später fast unumgänglich, dass der Alkoholiker etwas mehr gewinnt als nur Wissen über seine Krankheit, denn Wissen allein reicht nicht aus. Für die überwiegende Zahl der Alkoholiker - und ich vermute, dass es für alle zutrifft - muss etwas Zusätzliches dazukommen. Er muss auf irgendeine Weise Schritt für Schritt einen Weg einschlagen, auf dem er seine Wahrnehmungen der Realität ändert. Man kann seine Gefühle nicht schlagartig durch Denken ändern. So etwas ist nur sehr langfristig möglich. Das wäre doch so, als ob man sich sagt, „Ich fasse jetzt den Entschluss, heute Abend nicht hungrig zu sein!“ und dann seinen Hunger zu kontrollieren. Oder ein anderes abscheuliches Beispiel, das ich schon so viele Male zitiert habe, dass es mich ganz krank macht: Man nähme einen ganzen Esslöffel Abführmittel ein und sagt sich: „Ich gehe heute nicht auf die Toilette!“ Oder man schwört sich: „Ich werde niemals mehr eine hübsche Frau ansehen“ ... und so weiter. Sie verstehen schon, was ich meine, oder?

Man kann so etwas nicht, weil dies alles mit Impulsen zu tun hat, die vom Unterbewusstsein gesteuert werden. Das sind konditionierte Reflexe. Das ist so als würde ich sagen, „Ich werde nicht mit den Augen blinzeln!“ Aber dann kommt so ein Typ und winkt mit seiner Hand vor meinem Auge - und natürlich schließe ich meine Augenlieder. Ich frage mich dabei doch nicht, ob ich jetzt blinzeln soll oder nicht. Ich mache das doch ganz von selbst. Das ist ein konditionierter Reflex.

Hier liegt der Grund, weshalb die Anonymen Alkoholiker häufig nicht wirkungsvoll sind. Nämlich dann nicht, wenn die Leute nur zu den Meetings gehen weil sie denken, „wenn ich erst einmal kapiert habe, worum es geht, dann werde ich in Ordnung sein.“ Das funktioniert nicht! Denn irgendwie muss es einen Anreiz und einen Lehrer geben, die Menschen wie mich dazu befähigen, mich besser zu verhalten. Ich kann zwar meine Gefühle nicht kontrollieren, aber *ich kann* meine Handlungsweisen kontrollieren - meistens. Ich kann buchstäblich Handlungen über meine Gefühle stellen. Die Rolle eines Sponsors oder einer Sponsorin oder einer hilfreichen Person ist es, neutrale oder objektive Wahrnehmungen über meine eigenen subjektiven Wahrnehmungen zu stellen. Das ist der Weg.

Meistens ist es doch so, dass du, basierend auf deiner Art, Dinge wahrzunehmen, zu heftig reagierst. Aber du begreifst nicht, dass es so ist. Du siehst etwas, aber du kannst nicht glauben, dass auch irgendetwas oder es irgendwie anders sein könnte, als du meinst und als du wahrnimmst. Aber es ist tatsächlich anders, als du es wahrnimmst. Nehmen wir diese Wand. Als ich ein Neuling bei AA war, da sagte mir mein Sponsor etwas wie: „Clancy, diese Wand ist grün“, und ich sagte: „Ha, ha, du Spinner, entweder du veralberst mich, oder du bist verrückt, oder du verstehst nicht, wie braun aussieht. Das ist braun.“

„Es ist mir egal, wenn es dir wie braun vorkommt, handle, als sei es grün.“

Natürlich geht es tatsächlich nicht um Wandfarben, weil es hierbei zu offensichtlich ist. Es geht um Wahrnehmungsfarben, wie: „Es ist mir egal, wie es für dich aussieht, aber du gehst jetzt zu ihr und entschuldigst dich. Du hast dich schlecht benommen!“ Und die Vorstellung, das so zu akzeptieren, war ebenso fremd für mich in meiner Wahrnehmung der Dinge, als wäre die Wand tatsächlich grün gewesen anstatt braun. Denn von meiner Seite aus gesehen war ich mir sicher, sogar „beweisen zu können“, es wäre anders gewesen. Sie hatte mich beleidigt. Sie hatte etwas Furchtbares zu mir gesagt. Oder: „Ich arbeite nicht mehr für diesen Typen, der mich doch nur ausbeutet“, und so weiter und so fort.

Das ist ungefähr, worum es bei einem Sponsor geht. Ein Sponsor ist jemand, der dir objektive Wahrnehmungen vermitteln kann, wenn deine eigene Wahrnehmung verzerrt ist. Weil du nämlich ohne einen solchen Sponsor früher oder später aufgrund deiner verzerrten Wahrnehmungen wieder fehlgeleitet handeln wirst. Deine Handlungen werden nämlich, ausgelöst durch deine verzerrten Wahrnehmungen, emotionale Probleme verursachen, die du zu rechtfertigen hättest - und damit beginnt das Ganze wieder von vorne. Indem man handelt, um Konflikte zu mindern, um durch Situationen zu gehen, um einen Weg zu finden, etwas zu sagen und etwas zu tun, gewinnt man ein bisschen Sicherheit allein dadurch, dass man (von seinem Sponsor) Anweisungen annimmt und umsetzt – auch wenn man damit nicht einverstanden ist. Das Ziel dieser Art von Therapie ist nicht, die Rolle des Intellekts zu verstärken, sondern auf eine Weise zu handeln, die ich und Leute wie ich bisher nicht kennengelernt haben. Sie entlastet mich von dem Druck der Gefühle. Ich kann Kontrolle über meine Gefühle nicht dadurch gewinnen, dass ich meinen Verstand schärfe, sondern indem ich den Druck der Gefühle schwäche. Und es muss immer wieder geübt werden, denn die Welt ist voller Anregungen und Stimuli für die Gefühle.

Vielleicht weiß ich jetzt gerade alles über Genesung, aber wenn ich keine ständige Therapie verfolge, dann gerate ich wieder in Verwirrung, wenn es so weit ist, und dann glaube ich wieder daran, dass nur meine Art zu sehen die Wirklichkeit ist. Ich muss ein Regulativ haben, das mich zurückholt.

Das ist der Grund, warum Kenntnis der Krankheit und reines Faktenwissen in der Regel keine Nüchternheit garantiert. Information allein hilft Menschen nicht, nüchtern zu bleiben. Auch die Liebe hilft Leuten nicht, nüchtern zu bleiben, weil sie kommt und geht. Wird die Liebe zu Gott dich trocken halten? Ist das vielleicht ein Weg? Ich sage nein. Ich bin mehrere Male ans andere Ende des Landes geflogen worden, um mit großen Gruppen von Kirchenleuten zu reden, die von überallher dorthin geschickt wurden. Alle lieben sie Gott, aber das hat sie nicht in Lage versetzt, nüchtern bleiben zu können. AA lehrt sie, wie man nüchtern bleibt, und damit können sie zurückkehren und Gott nüchtern lieben. Denn es braucht einfach etwas mehr.

Es braucht etwas Bestimmtes, um mit periodisch auftauchenden kindischen Wahrnehmungen umgehen zu können. Deswegen brauchen wir eine ständige Therapie. Das ist das Verblüffende am Alkoholismus. Das erklärt, warum manchmal Leute, die viele Jahre nüchtern waren, wieder anfangen zu trinken. Sie sagen, jetzt wüssten sie alles über Alkoholismus. Ich brauche diesen ganzen Kram jetzt nicht mehr. Sie bleiben sozusagen stehen. Doch langsam gerät der Rest der Welt durch die Brille ihrer Wahrnehmung wieder durcheinander. Und wieder beginnt der Weg durch die Hölle.

Eigentlich, um es sehr vereinfacht darzustellen, ist der Zweck der Genesung vom Alkoholismus nicht einmal der, sich selbst zu ändern. Es geht eigentlich bloß darum, dass sich alle anderen Leute in dieser Welt besser zusammenreißen. Wenn wir aber mit unserer bestimmten Art von Therapie aufhören, dann bemerken es alle diese vielen anderen - und fangen wieder an, sich uns gegenüber mies zu verhalten. (Gelächter)

Deshalb sagt man den Alkoholikern: Seht zu, dass ihr nicht zu hungrig, zu ärgerlich oder zu müde werdet oder euch allein fühlt. Und zwar nicht, weil diese Umstände an sich schlecht sind, sondern weil sie eure Form der Wahrnehmung beeinträchtigen. Wenn du Hunger hast, neigst du tendenziell zu Ungeduld und Intoleranz. Wenn du wütend bist, scheint dir vieles gerechtfertigt, wobei deine Emotion schnell zu einer fast zwanghaften Besessenheit wird. Einsamkeit drückt in jeder neurotischen Persönlichkeit auf den Selbstmitleidknopf. „Oh, ich schätze, all die anderen sind wahrscheinlich auf irgendeiner Party. Es macht mir nichts aus. Ich sehe gern ‚Lindenstraße'." Und wenn du müde bist, dann bleibst du zwar derselbe, der du immer bist, aber andere Menschen könnten das ausnützen und dich in diesem Zustand übervorteilen und benachteiligen, besonders Leute, die dich nicht kennen und die nicht wissen, wie´s um dich steht. Ich weiß nicht, wie total Fremde das so schnell herauskriegen, wie man mich reinlegen kann, aber ich habe es mehrere Male beobachtet. Ich fahre morgens auf meinem Weg zur Arbeit auf der Santa Monica Autobahn, nachdem ich nachts schon alles für andere gegeben habe. (Gelächter) Ich bin müde. Ich möchte nur zur Arbeit fahren. Und dann sehe ich plötzlich diese alte Dame vor mir. „Schau mal diesen Kerl in dem blauen Ford da (also mich)", denkt sie sich. „Er ist müde. Diesen Hurensohn werde ich jetzt mal so richtig schön abdrängen." Es macht mich verrückt. (Gelächter)

Das ist der Grund, warum Leute wie ich die ganze Zeit immer Opfer bringen und auf etwas verzichten müssen. Ich muss zurückstecken und auf mich aufpassen und ständig etwas tun, was auf mich eine heilende Wirkung hat. Ich mache das nicht einmal nur für mich. Ich mache das, damit es auch Euch allen gut geht. Das ist ein schwieriges Konzept für mich, denn mein ganzes Leben lang habe ich gelernt, wenn ich etwas kapiert habe, dann kann ich euch damit besiegen. In diesem Falle ist Wissen aber nicht mehr wert als ein Kännchen warmer Spucke. Es ist nichts wert. Die Antwort ist: Handeln. Handeln das heilt, egal wie du dich in dem Moment fühlst. Ich muss nicht zulassen, dass mein Leben von kindischen Gefühlen beherrscht wird, die auch bei mir immer noch ab und zu auftreten, wenn ich nicht gut auf mich aufpasse. Das ist Alkoholismus, das ist der Grund, warum er so tödlich ist, aber das ist auch der Grund, weshalb man ihm beikommen kann.

Alles, was ich zu tun habe, ist zu kapitulieren, die schwierigste Sache überhaupt auf der ganzen Welt. Die Kapitulation bedeutet etwa Folgendes – ich habe diese Analogie oft benutzt, aber sie ist immer noch zutreffend: Zuerst klingt es so, als ob du einfach das Handtuch wirfst, und du von da an unbeschwert, glücklich und zufrieden lebst. Aber Menschen wie ich können das nicht. Ich habe das Handtuch geworfen, und sobald es mir nicht mehr schlecht geht, ziehe ich es Zentimeter für Zentimeter wieder zu mir zurück. Ich verbringe den Rest meines Lebens damit, schmale Streifen von diesem Handtuch abzureißen und zu sehen, ob das den dreckigen Bastarden reicht. Kapitulation geschieht Schrittchen für Schrittchen, es ist mehr eine Art von

„ansteigender Kapitulation". Es macht mich krank! (Gelächter) Wenn ich mich damit nicht so wohl fühlen würde, dann würde ich ganz sicher alles hinschmeißen. Aber darum geht es doch: es geht um´s Kapitulieren.

Ich glaube, das ist der wahre Punkt. Alkoholismus ist nicht mit irgendeinem Mittel heilbar, so wie man bei irgendeiner anderen Krankheit eben eines anwendet. Alkoholismus ist im Grunde genommen deshalb tödlich, weil es eine Krankheit der Wahrnehmung ist. Und die Genesung muss deshalb in Verbindung mit etwas stehen, das diese Form der Wahrnehmung verändert, oder der Alkoholiker wird ganz sicher immer wieder trinken.

Danke sehr.

Wir danken Angela Kersten-Thiele, Julia Kratz und Ellen Farris für ihre Mitarbeit

THE DISEASE OF PERCEPTION

SPEAKER: CLANCY IMISLUND

LOCATION: SANTA ANA, CALIFORNIA

YEAR: 1983

Hello.
My name is Clancy Imislund.
I am the last speaker of a very distinguished panel of authorities in the field of alcoholism. I don't know if you're familiar with carnival procedures. I once was, in one of my incarnations. There are three aspects to a carnival presentation. First, the guy comes out – I'm going to call him the barker. And, with pretty girls or music or something, he talks. He's a talker. He talks to people in front of the stand, and entertains them and so on. And then when they get a bunch of boobs standing there, they do what's called "turning the tip." That is where they do something to make them buy that ticket. "Here, get that ticket. Wonderful things inside. Don't miss it. Now, now, now, now."
Okay. When they get all done with that and the show is over, they want to get rid of these boobs, so they can make room for the next crowd. They have some particularly turnoff guy do what is known as the "blow off". So you get rid of them. My job in this series is your blow-off man. (laughter)
Okay, when I'm done, you will have had enough.

In looking over the program for this series, there has been a very, very distinguished roster. I've known a number of those people. Some I do not know, but their bona fides certainly are impressive. I have known some of them, and with a great deal of admiration – Dr. Pershing, for example, whom I believe to be one of the very few nonalcoholic professional people who really understood alcoholism at a visceral level and can talk about it knowledgeably. And when he can't talk about it, he sends people to where they can be talked to about it knowledgeably.

If information on the subject were sufficient, however, we would not have a vast problem of alcoholism. In the last number of years, there's been a great deal of information made available and disseminated. If that amount of information were made available on cancer, cancer patients would flock to get the data, or friends of cancer patients, or relatives of cancer patients. If that amount of information were made available on diabetes, for example – and there may be that much on diabetes--people with diabetics in their family would rush to find out about it. But the peculiar aspect of alcoholism is as follows: it is one of the borderline or negative illnesses in which your mind may tell you it is a physiologically conditioned illness, but your deep heart says, "No, it isn't. It's people who don't care. It's people who don't give a damn." And you can think all you want. This happens to people who have it. So it certainly must happen to people who surround people who have it. This is why the dismaying lethal statistics in this field continue as they do – they might diminish somewhat over the years, but not so much. It's an amazing thing.

Most of you, I'm sure, are perhaps familiar with some of the self-help groups. Some of you are familiar with AA or some of the other groups. I know this to be the posture of the National Council on Alcoholism – to say that there are a number of self-help groups. And it's true that the National Council is connected with none of them formally. Many years ago, I used to do a good degree of public information speaking for the Los Angeles Council on Alcoholism. Whenever we went out, it was necessary for the moderator, who talked also in other places, to say: "Now, we have a representative here of one of the ways to stay sober. There are many other ways to stay sober, but we have a representative here from one of the ways." The moderator must say that. I went out about ten times, and maybe more and I finally had a thought like a guy in a comic strip. One day I was driving down the road, and a cloud formed over my head with a light bulb which said, "Idea." So the next time they asked me to speak, I said, "I feel that I'm giving a one-sided picture to the recovery program from alcoholism. All these poor people are ever hearing from me is <u>one</u> of the ways to stay sober. Next time, why don't you bring representatives from all the ways to stay sober and we can all talk. And when you get them together, let me know." And somehow or other I never got called back.

That's not putting anything down. I know that these disclaimers are necessary, because it is true that there are people who are sober in other disciplines or self-help than AA. It's just sometimes hard to locate them. And I don't mean that derogatorily. I'm just implying "derogatory"; I'm not saying it is (laughter). It has been said here, I'm sure, by every speaker who's spoken: the great problem in alcoholism is lack of knowledge of what it really is, and with that lack of knowledge, the denial of the alcoholic to accept his own involvement in it, and the inability to treat people who don't feel they need to be treated. It really is the puzzlement of families who have one of "them"; everybody knows they're one of "them" except them. It really is a baffling thing. It's kind of funny for a while, but it isn't funny after a while.

I'm in a position probably hardly anybody in this room is in tonight, or today. I have the experience almost every day of my life of seeing alcoholics die. Probably most of you don't have that opportunity. I have the opportunity intermittently of seeing cases of alcoholic insanity. I've thought for years that alcoholic insanity was measured by people who act crazy. If somebody has gone too far, they have alcoholic insanity. But that isn't really alcoholic insanity. That might be borderline psychoneurotic behavior. Alcoholic insanity is something different.

They say that alcoholism is the second greatest cause of insanity. One imagines someone running through halls acting silly. But that isn't what it is at all. Alcoholic insanity is when sufficient alcohol has been in the bloodstream (the amount varies from individual to individual) to desiccate enough brain cells so that you're no longer able to function. Alcoholic insanity is just like advanced syphilis. When enough brain cells are gone, you don't go around acting funny. As a rule, you wind up on the porch, where someone comes along and changes your diapers and feeds you three times a day and takes you to bed and back. And once that happens, you never recover. Alcoholic insanity is a terminal thing, because anything that affects brain cells is a terminal thing because brain cells do not reconstitute themselves. There's no regeneration in brain cells. And it's really singularly unfair to alcoholics, I've always felt. The liver and the brain are two of the major organs in the whole body that do not regenerate new cells. And that's what alcohol hits, the brain and the liver. Just some days you can't make it at all--everything you touch goes bad. (laughter)

Alcoholic insanity is a dreadful thing. Watching people die from alcoholism is a dreadful thing. The way the officials list the death may be different. Of course, if we find them dead in the alley behind our building in the morning, I suppose that we consider it a death from alcoholism, although sometimes they call it exposure. But I see many deaths of alcoholism. And I don't assume they'd be listed as death from alcoholism. A man is no longer able to walk and topples forward in front of a bus and the bus runs over his head; this wouldn't be listed as a death of alcoholism, but it certainly is. Or as we see more and more on *Skid Row*[1] now, because of the different character of

---

[1] Areas of homeless people, usually in cities.

the population, more and more knives. It's really sad to watch two old broken people having a knife fight, and one goes down and comes in clutching himself and his stomach is cut up. Now technically that isn't really a death from alcoholism. But one can say it is a death from alcoholism. But if you are like me, you might think, "Well, that's Skid Row."

Sure, they're dying on Skid Row. But those deaths on Skid Rows all over the world or all over the country are maybe three percent of the deaths from alcoholism or less. That leaves ninety-seven percent or more in places like Santa Ana and Anaheim and Los Angeles and Minneapolis and Indianapolis and Atlanta, and people like you and me, who look almost indistinguishable from you and me, and who you would think would not want to die a miserable death. It isn't even a quick death. That's one of the great recruiting lines I've always thought was absolutely innocuous, where they say, well, if you're an alcoholic, for you to drink is to die; and the answer is, "God, I hope so." It'd be much more realistic to say, for you to drink is to ensure continued misery and pain and anxiety, not from the drinking, but from the emotions that go with it.

Over the years, medicine has made some rather significant advances. For many years, medicine had no training in alcoholism, so it's not surprising medical people didn't know what they were talking about when they talked about it, unless they chose to look into it. Until maybe twenty-five years ago, in medical school, you got the same amount of training in alcoholism that you got in dengue fever: one half of one day. And there hasn't been a case of dengue fever in fifty years. (laughter)

Doctors were significantly ill-trained to deal with alcoholics, because alcoholics anywhere in the world look like just another bunch of self-indulgent, neurotic fools. "It's alcoholic," they might say, which is why traditionally, for many years, the medical treatment of alcoholics was, "Here, take these tablets as needed, and good luck." The doctor traditionally wanted to get these goofs out of his office so he could take care of people who are really sick. How do you deal with someone who staggers in and says, "They looked at me funny on the bus this morning." "Here, take this tablet. I got a lady in here with a ruptured spleen. Who cares about how they looked at you, you dummy?" (laughter)

The first major study of alcoholism ever made wasn't made of alcoholism, it was made of alcoholics. It was in the late 1950's at the Yale University Institute of Alcoholic Study. They studied alcoholics because they wanted to make a breakthrough and try to find out, what is it with these goofs? They had alcoholics of all backgrounds and all socioeconomic profiles. They gave them psychological profiles, tested them against controlled groups of people they knew to be nonalcoholic, gave them each two drinks and tried to measure a reaction to see if the could identify this or that test item, and so on. I'm certainly glad that I, as a practicing alcoholic in those days, was not involved in that test. That must have really been odd. "Well, here's a drink. Drink it. Here's another drink. Drink it. Okay? Well, that's all of our test for today." That could make you crazy. (laughter) "It may be all of your test, Jim, but it's not all of mine. You want to see a real reaction, give me that goddamn bottle." (laughter)

They examined all sorts of people. And they never really found anything that they all had in common except two things. They found two relatively similar things. One, for reasons they could not identify nor measure, alcoholics react differently to a given amount of alcohol than nonalcoholics. This doesn't mean they go crazy or they act weird. They just seem to have an overreaction somehow, which later came down to something they called a personality change. You can literally watch an alteration. It's not surprising that Robert Louis Stevenson, who wrote "Dr. Jekyll and Mr. Hyde," suffered from alcoholism. I'm sure much of that was autobiographical, himself watching that personality change. Then the other thing that they all had in common was this: they all ranked very, very high in perfectionism on the psychological profile. They were all perfectionists, although none of them sure would have identified themselves as perfectionists. I never would have identified myself as a perfectionist. I do have a certain flare for, "if it isn't perfect, screw it," but, I mean, I am not a perfectionist. (laughter) And there was one other aspect which they did not measure, and I am sure that if they would have measured it, they would have gotten unanimity on this subject. I'm sure that if they could find some way to insert the question to obtain this information, "Do you, deep in your heart, believe your case is different?" (laughter) You bet. You bet. And those are all of the characteristics.

Following the Yale study, alcoholism became a little more socially acceptable. I became sober in 1958. The moderator this morning made it sound as though I were very gracious ten years ago, leaving a marketing job in Beverly Hills to go down and run the Midnight Mission, which is a different situation. And from the introduction given by our kindly Muriel this morning it sounded as though I were a dedicated, wonderful man. It isn't quite that way. One of the reasons I went back there is because, in 1958, I was eighty-sixed*[2] out of the Midnight Mission, and I swore I'd go back and get them someday. So I'm still down there looking for that guy assiduously. He hasn't showed up yet, but he'll be along.

As I said, I got sober in 1958, and early 1960's I was working again as a writer. For a long time I worked in nonwriting jobs, such as furniture moving and washing dishes. But I finally held a job, and I was working in a medical corporation. I remember in 1961 or '62, seeing the first full-page ad I recall ever being in a medical journal about the treatment of alcohol-

---

[2] Thrown out pursuant to a civil code.

ics. And it said, "Doctors, now you can treat alcoholics without side effects, without negative effects. You can do something with them. You can reduce the anxiety and conflict and keep them sober." I remember thinking: "Isn't that just the way it goes. I fought that damn alcohol for years, and it almost killed me. I wound up on Skid Row. If I could only have held out three more years!" It even had a lovely name. It had a name that indicated freedom. This new product was called *Librium.* And I thought, "Oh, if I only could have had some Librium." It was sometime after that I began to see the first Librium survivors. They say, "I don't drink as much anymore, but of course I don't get up out of my chair much anymore." (laughter) And Valium came next, and so on.

In the mid-1960s and late 1960s, there were agencies who believed that the treatment of alcoholics is to withdraw them. They are basically people who don't want to drink, but they just don't realize what drinking does to them. In the late 1960s, there was a lot of press given to a doctor in New Mexico who had found a breakthrough to psychologically keep alcoholics from drinking. He took movies of them while they were drunk. And then the next time they felt like drinking, they'd go by his office, and he'd run a reel for them and they'd say, "Oh, man, I don't want to be like that. Oh, thank you Doctor." And it really was tremendous and got a lot of publicity around the country. Except unfortunately, of course, there came a point where people didn't feel like going to a show before they had a drink. You would think intellectually that they'd want to not drink. But that's the whole problem. And it's hard to understand that.

Near the end of that decade, beginning of the last decade, they had a great treatment out in Redlands, CA at a big hospital. It got two full pages of press coverage. This was a religious hospital with very fine people. They were going to find a way once and for all to get these goofy alcoholics shaped up. In one of their wards they installed a bar. And these poor goofs would come in there to the bar. They thought, because they were going to a religious hospital, there was going to be some sort of harangue. And they walk in and here's a bar. And some goof back there says "Want another drink, Slim?" I'm sure the first sip was very tentative.

"What is this?"

They answered "J&B Scotch."

"Say," said the guys, "you religious people know how to treat alcoholics."

And it really was a great cure, I'll tell you. I'm sorry I missed that one, too. In fact, the booze was so good that they had the glasses wired right to the bar so they couldn't take them back to their sleeping ward. These guys would get along fine, have a few drinks, and do well, after a few days they come in and have their drink in the morning, and they'd shoot an electric shock through that wire. The guys suggested, "No more ice next time, Fred." Then they'd give them a drink without an electric shock. "That's more like it." (laughter) After a while of this, you can imagine, you're just like a fawn in a forest fire. Now, finally these guys would come in, they'd say, "You want a little drink?" "No, I don't think so." And another cure went on the book. It sounds funny now, but they really thought they had cured them. And they did a follow up sometime later, of course, and discovered that most of them hadn't got by the first place that had glasses without wires.

I always had kind of a hobby of seeing cures to see what I missed. That's why I look into these things. There was a big hospital in Seattle in the early 1970's with a different format. Their theory was that alcoholism is caused by an enzyme imbalance. If you can readjust your enzymes, you should be able to drink socially. This craving and so on will go away. The director of their program, a known bad alcoholic, gave public addresses. He was now sober apparently. As I said, he'd give public addresses. And he had a staggering presentation. He'd say, "Some of these fanatic self-help groups tell you that abstinence is required. It may be for them, but not necessarily for all. With the program we have, something can begin to be done." And at the end of his talk, he would pick up a cocktail and drink it. Now, something like that, that's what you call your basic staggering presentation. (laughter) A lot of people drifted by 7-Eleven to see if they had any enzymes. This was all very impressive, except unfortunately, the director, (one day his enzymes kicked up, I guess) wound up in a padded cell at the hospital. So they begrudgingly moved to abstinence as their product from them on.

In the 1970s, most of you remember and I remember very well, our Santa Monica Think Tank came out with a concept, the Rand Report, stating that alcoholics can drink again. There was a little disclaimer in small type, "Unless they are the ones who can't." They said that alcoholics can drink again, and they had evidence. They had hundreds of people who were out there drinking successfully. They didn't issue the report until they allegedly had these people. It wasn't until relatively recently that a massive follow-up was made and it was found that nearly all of them were dead or dying. I often wondered what kind of follow-up they used. Why didn't they see this? I found out later, from an employee at the Rand Corporation, how they made the mistake. They didn't understand alcoholics either. Do you know how they did their follow-up? They called them up. Yes! On my worst day I could pass that question: "Still doing fine!"

These "cures" go on and on. For instance, that "wired" drinking set-up in the hospital described above goes back in a sense to things that were pretty well set aside fifty years ago. The aversion treatment is nothing but the old Keeley Cure, which became a laughingstock after a while. I can project myself in that situation and truly understand the bafflement. If someone had anything that was destroying him, and you got him away from it, you would be absolutely baffled if he went back to it voluntarily.

This last year, a man I know very well, a lawyer, had advanced emphysema, and he was dying from it. He had to go to the hospital every once in a while to have oxygen stuck in his nose. He'd come out and go home and fire up a cigarette. I said, "Joe, what the hell is this? How can you smoke when your lungs are diseased?" It was just like watching a man commit suicide. When I left him each time, I thought to myself, that's just the way it had to be for my family or people who loved me, watching me, after being laboriously withdrawn from alcohol poisoning, being hospitalized, strapped down, put into an insane asylum, put through all these things, to come back and one day take up a drink again. I couldn't explain it to them because I didn't know why. I knew why going in, but by the time they asked me, I didn't know what the reason was.

That's what makes this problem so baffling. That's what makes it so difficult to understand. Because it really gets down to this: How can anyone understand it when the person who has it won't accept it? How can anyone else accept it? And that's why for alcoholism, at the current stage of understanding, among anyone who knows anything about it in the medical profession or psychiatric profession, abstinence is the only answer. There is no control left. Nobody knows why. There may be control for a little while but as one of these self-help therapies say, there seem to be brief recoveries followed always still by worse relapse. And that's what makes alcoholism smack of moral degeneracy. And that's what makes alcoholism smack of weak-willed, pathetic people who should know better.

This is why a real case can be made to call alcoholism "a disease of perception." A disease of perception. This pertains not only to how anyone views their drinking, but also to much more complex matters. The one aspect that makes alcoholism cunning and baffling and powerful is that neither the treater or the treatee usually understands what's wrong. They keep thinking that it's the alcohol. "And if I can get the patient off alcohol, it'll be all right. And look what alcohol is doing to you. Why do you keep using it?" All of the research, all of the investigation into the metabolic differences of the alcoholic body and all of the differences of the malfunctioning of the endocrine or ductless glands or whatever it might be, or reverse diabetes, hyperinsulinism, all the theories that have gone into trying to describe this, the only thing they they're unable to measure is the perception of the alcoholic. And the alcoholic doesn't know it, and the caretakers don't know it. And that's why formal clinical treatment has almost always been noneffective in the treatment of alcoholics.

So for a couple of minutes this morning, I want to discuss, by an odd coincidence, the title of my talk. I know it's in the program as "Alcoholism: A Disease of Perception." Probably the number one mistake in the treatment of alcoholism or in the identification of alcoholism is that we're dealing with an alcohol problem. It is not an alcohol problem. I'm certainly not accusing people of treating alcoholism wrong; I'm talking about the identification by the alcoholic or by the nonalcoholic. I would like to give you my opinion. I can give you only my opinion. I may secretly feel that I speak for the wisdom of the ages, but I'm required to say this is only my opinion.

In my opinion, the great problem is people thinking that they have an alcohol problem. In fact, the treatment for an alcohol problem is relatively simple. You have the people not drink. That's all. That's how you do it. You may charge them a lot for the data, but that's what it is. Don't drink. But this is not an alcohol problem. I don't believe alcoholics have an alcohol problem. Now that sounds upside down. But I want to say this slowly and clearly and distinctly. It sounds like heresy, but I bet my life on it every day. If my problem is alcohol, I am not an alcoholic. Or conversely, if I am an alcoholic, my problem is not alcohol.

Now that sounds really crazy, doesn't it? But it really is literally true. This is because if the problem is alcohol, the solution is not drinking. And that solution was found five thousand years ago. This is nothing we've stumbled on in research recently. If you have a problem with alcohol, you don't drink alcohol. If you are allergic to orange juice, and every time you take a glass of orange juice it makes your nose fall off, finally, with the addition of a lot of help, you come to the conclusion, "I'm not going to drink that orange juice. You might give it one last shot just to be sure. I've lost my nose, how do I smell?" Pretty bad, you know. (laughter)

Thinking that alcohol is the problem, people like me, and I'm sure many people like me, have quit again and again. I have sworn off with and without oath. I tell you about the most important single swear-off I ever made, once upon a time many years ago. My little boy died when I was in jail. The judge released me because I was arrested for drunken scuffling, and I was an executive. My boy's little casket was about this big. I felt so remorseful. I carried his little casket. I said I'll be his pallbearer. I didn't want anybody else touching this casket. I set it down and I put my hand on it. I took a vow: this will never happen again, ever, ever. Baby John, if a drunken episode ever happens to me, I hope my arms wither and fall off. I had tears of absolute sincerity in my eyes. I would have given my life to keep that from happening. And about twenty-nice days later, when I was working in another city, the feelings of remorse and pain were so intense that I have to have a few drinks to relax me.

Now, you try to explain that to anyone. I remember my family saying, "How could you? How could you, after what's happened to John, how could you get like this?" And there's no answer. I have no answer. I don't know. I knew why going in, but I didn't remember why coming out. And it goes on like that. If to withdraw from alcohol is the answer, no matter how you do it, whether it's done nicely in thirty days or cold turkey on the floor of a jail, the one thing is you get to withdraw. That's how you beat an alcohol problem.

This funny, deadly, bewildering, baffling, frustrating thing called alcoholism has one significant difference. And that is this. It's one that nobody ever seems to recognize at the moment. The difference between an alcohol problem and alcoholism is that stopping drinking has no effect on alcoholism. In fact, it begins to make it worse. Stopping drinking moves you across the line from some degree of relief to unvarnished, gray, cold, remorseful, anxiety-filled reality, and it gets worse as you go along.

That is the greatest evidence I know in my life that I was able to deny. But, as I thought, my problem is not alcohol. I have these other problems, real problems, problems I couldn't describe, problems that seem special to me, and apparently seen to everybody else who ever had them. They all think they are unique in it. Somehow or another I'm more sensitive than other people. Somehow or another I feel things too intensely. Somehow or other I have anxieties and I feel different somehow. And I don't want to feel different. It isn't a great feeling. I feel lonely more than other people.

The only way you have to measure how you feel compared to other people is to look at them. You look at them and you fall into the trap that every other human being sometimes falls into. Alcoholics fall into it a lot, because you go into that trap when you're feeling insecure. And that trap is you begin comparing to see why you are different when you feel different. You look around in a job situation, in a social situation, amongst people you know well. And you get answers. And the problem is, the answer is always wrong; but you never know it, and you have no way to compare it. The reason is because people always make these comparisons when they feel bad. You don't ever compare when you feel good. You compare when you feel bad. I never realized that I am comparing my insides against other people's outsides. I am comparing my raw meat against defense mechanisms they've spent thirty years building to conceal their raw meat.

I can tell anyone here, alcoholic or nonalcoholic, whenever you make comparisons when you feel bad, you will never see anyone who looks as sensitive as you feel. You will never see anyone who looks as though they have the secret anxieties that bother you. You will never see anyone who looks as lonely or frustrated as you sometimes feel. And conversely, as they look at you, they will feel the same. These are comparatives when you are feeling negative. The very tools I have used to overcome my feelings of difference have made me more alienated, and I never knew it. There is no way to measure these things. You can measure alcohol, but you can't measure difficulties in perception. The highway patrol can stop you and measure you for alcohol, but they can't take a drop of blood or urine and say, "I'm going to run this through the scanner and see how much anxiety you have today. Walk this white line, we'll determine if you're feeling different." (laughter) Kind of funny, but it really isn't funny because it's lethal.

That's why nearly everybody who has alcoholism dies from it, one way or another, slowly or quickly. That's why relatively few people achieve reality very long, and of those, some go back because they keep falling back into that same trap. I no longer drink; therefore I am all right. That is the lethal error in that equation. The curse of alcoholism is not that you can't get sober. If getting sober was the answer, detoxification programs would turn out winners. Hospitals would turn out winners. And they don't. Detoxification procedures don't turn out winners. In fact, the classic American detox is not either a hospital or a detoxification center. The classic American detox, where most alcoholics get sober, is the toilet. It works as effectively. It's a little more jarring on your nerves. But there are few problem drinkers who haven't knelt in front of the old porcelain altar in the morning and just gazed in the shimmering waters, waiting for an answer to surface. You can even say your morning prayers. You could say, "Oh God." (laughter) But the one thing that inevitably happens is, you detox.

One of the things that makes alcoholism bewildering is a certain kind of talk. I used to hear people, real alcoholics, say that they had stayed drunk around the clock for twenty years. And I'd think to myself, "That's an alcoholic! Not a slick guy who's had a series of bad breaks and misunderstandings." (laughter) But I found out something else. It is physically impossible for a human body to stay intoxicated fourteen straight days and nights under laboratory conditions. So you certainly can't do this in the real world. So you always get sober. The curse of alcoholism is sobriety. That doesn't make you an alcoholic necessarily, having an unpleasant reality. But if one other factor is there it will be.

What I was trying to do in this first few minutes was establish how bewildering this thing is. I think that to come to understand it, we would have to understand the perception of an alcoholic, to understand what makes an alcoholic an alcoholic, and therefore to get some understanding of how it's going to be beat. It cannot be beat with withdrawal. It cannot be beat with vows of chastity and obedience. It can't be beat with swearing oaths. It can't be beat with anything. It can be beat only in one way, and that way is impossible. You have to change the world around an alcoholic. But there's a way to do that .

People often say "That is an alcoholic emotion." Is it something specific to alcoholics? I don't think so. I don't think there's such a thing as an alcoholic emotion. There have been no emotions discovered, no new emotions in five thousand years. When I get frustrated and cross, I get frustrated and cross just the way the pharaoh of Egypt got frustrated and cross. It arises from different stimuli, but it's always the same emotions. Alcoholic emotions can be described as highly sensitive emotions. A terrible term that I would prefer never to hear in my presence, because it's so true: "childish emotions." Childlike emotion. It's almost impossible to evaluate them because they're in a grownup body, with a grownup brain, with grownup abilities, with grownup skills, with grownup abilities to rationalize and justify, with grownup everything. And all of this is at the intermittent beck and call of childlike emotions. Overreactive emotions. These are immature emotions that handle and overreact badly to conflict.

When the alcoholic get sober, little by little the conflict comes back and he begins to react and overreact. He attempts to control emotions with his intellect, to get things in order. He attempts to control these growing intense emotions. But there's one fact I think that is unquestioned in the study of the human psyche, and that is this. When the intense emotions and the intellect are in conflict, the emotions will always win. Sooner or later they will win. The intellect gets tired and takes a walk. You can fight it and fight it and fight it. One attempt to harness the power of the intellect is to subordinate the emotions by inflicting its intellectual will over them. Another term for that more usually, of course, is the power of the will, or willpower.

This is why most people read inspirational literature, learn, try to find out data, anything to reinforce that intellect to hold those damn, stinking emotions in check. But sooner or later, it's never enough. The strong, neurotic emotions will always overtake and subordinate the intellect. That's what again makes it baffling. So the sober alcoholic gets into a situation where it's little by little not being known to him. He sees things.

His perceptions of things are, in his mind, absolutely clear. You know the things that are happening, and so his reaction to them becomes real. And that's the only way they can be reacted to, given the nature of things. And pretty soon he gets to a point where life just begins to gray down. He just gets gray and tense and anxious. And he might be clenching his fists, and people he's making these sacrifices for no longer seem to appreciate it.

One day you get to a point where it just seems to be too damn much. They joke about it sometimes; they say, "Why did you get drunk?" A man getting up in the morning, under pressure, hates to go there and face them again, when everything is going to hell. His dreams are obviously now frayed and dirty, and the hopes are being destroyed by unfeeling hands, and you put on those clothes. You lean over and you just can't stand it. As you are going to tie your shoe to go to work, and the damn shoelace breaks. And it just is one thing too many. You say, "Aw, to hell with it." And that's the end of that. Bud sadly enough, when you talk to the man later, you say, "You were just getting back together with your family, and you had your job back. Why did you get drunk?" And the man thinks, "Well, I broke my shoestring." (laughter) It sounds funny, but it's tragic, because a lot of people will die from the little things like that, just little things.

You cannot recreate emotional pain. You can talk about it, but you can't recreate it. The human mind has been blessed, or cursed, with something called "dynamic memory." This is the tendency to enhance pleasant memories and to diminish unpleasant memories. That helps people stay sane, of course. Thank God that everybody in the room has had memories that nature has put a scab over or you wouldn't have been able to bear it. But also we can't really recreate what happened. So there you are. You just get to a point where it's untenable.

Now, even then, that doesn't make you an alcoholic. That is not exclusive to alcoholics. There are millions of people who get just like this who are not alcoholics. They are known medically as intense or acute neurotics. They still see reality. Psychotics don't see correctly, but they see reality correctly. But they're reacting to it badly and emotionally. Things get obsessive, and it just gets terrible. And unless something happens to help these people to either diminish the conflict or diminish their reaction to it, some of them snap, and they become what's known as psychotic. And psychosis is when your brain simply lowers distorted glasses, so you see reality differently, but at least it resolves the conflicts, or much of them.

Now it's a funny thing, alcoholics rarely ever become psychotic. Cases of alcoholic psychosis are just as rare as hens' teeth. Why? Because when it gets that bad, they will drink alcohol. Now the question is, why don't these neurotics drink alcohol and relieve the pressure? And there comes the most interesting facet of alcoholism. Because they do, and it doesn't remove the pressure. That's the difference between a neurotic and an alcoholic. An alcoholic gets a special effect from alcohol that most people don't get. That's why drinking by nonalcoholics will not give them any relief. Every alcoholic and the people around them keep seeing what alcohol is doing to you. But by that time it's way down the line.

The operational aspect of an alcoholic is what alcohol does <u>for</u> him or her. He doesn't know it does anything unusual for him. And nobody else does. But he can literally alter his perception of reality with alcohol. I can literally alter my relationship to my environment. I can literally almost instantly make myself bigger and more self-contained, and then smaller and less threatening. I didn't know this was doing this to me. I don't know where you'd ever find it out. That's an inside thing. You just assume it does that for other people, too. And if they don't drink, that means they don't have the pressures you have.

That's why drinkers wind up running with drinkers. Nobody wants to be a drinker and wind up with some goof, with whom you stop after work and say, "Do you want a drink?" He answers, "Yeah, thanks." "Okay, let's have another one." He replies, "Oh, no thanks. I'm starting to feel it." (laughter) I want to be with people who understand that colorful environment. When I'm in a bar at eleven thirty at night and somebody says, "Hey, let's go to Tijuana," I want to hear voices saying, "Yeah, yeah!" I don't want to be around some little goof that says, "Why? I have to be to work at nine. What'll I tell Phyllis?" "Tell Phyllis to keep you home, you sick little son-of-a-bitch. Come on, let's go." I want to be with colorful people. I've suffered enough from grayness. It's time to have a little color, Jim. (laughter)

There are a lot of ways to measure alcoholics. This is kind of a humorous way, but it always strikes me as kind of funny. Take the nonalcoholic personality, they just baffle me. I've seen these people at cocktail parties. "Oh, I guess I had a little too much, Betty. I think you'd better drive home." If I ever saw an alcoholic do that, my heart would stop. The correct answer for me is, "Give me the goddamn keys. I'll drive. You don't like it, walk. I'm in charge now, baby." (laughter)

So alcohol has a special effect for me. The only bad thing about that is, I'll tell you, if you are an alcoholic, two martinis will make you feel better than six months of psychotherapy. A bottle of good wine, or bad, will be better than years of metaphysical insights. I've tried it both ways. Probably the best example of that is, when I was about a year sober, I had a little job, working in a firm called Weinberg Advertising, out in West L.A. I was wrapping packages, which was kind of a comedown for a man who'd been an award-winning writer. I didn't have any front teeth, either; they thought I'd been scarred in a fire or something. One of our accounts was called Kamchatka Vodka. And for years and years, you must have seen the ad on their bill boards: "Vodka is pronounced Kam-chat-ka." They've changed the ads in the last couple of years. When I was there in 1959, the ad was already old. I thought, "I'm going to let these guys know that there's an award-winning copywriter back here. They think I'm just a package wrapper. But why not let them know that I'm ready to make my move?" So one day they were laying out this board, the artists and copywriters. I came by with my packages. I said, "Say, it's none of my business, but instead of that same slogan that you've been using for ten years, how about using something like, 'Kamchatka Vodka goes Boom better than other vodkas anywhere.'" They looked at me, and I got the same look of disdain, and "Oh you goof, and get out of here." One guy said, "If you don't like the way we do things, why don't you wrap packages in some other advertising agency? Just move it along." I was just crazed. You know, I tried to give them an idea, and I figured, because I looked bad, they wouldn't listen.

That night I was talking to my AA sponsor, and I tried to tell him this story. "Shut up," he explained. (laughter) "Try to be a man about it." I finally told him this whole hideous story. "They wouldn't even listen to me. They wouldn't even listen to my good idea." He said, "Can't you ever understand? I've been trying to tell you this for a long time. In those kinds of situations, they're not putting you down. They don't know what the hell you're talking about. To them, Kamchatka Vodka doesn't go boom. To them, Kamchatka Vodka goes 'burgle-burgle'. That's why you're in this damn meeting, and they're not." "Oh," I said, "Yes, I see."

I've talked about that many times. A lot of times alcoholics wish they were nonalcoholics. But they don't really want to be nonalcoholics. They want to not get the bad effects. I don't know any alcoholic who would like to go through life, have your back to the wall and the hounds of fate ripping at your throat, and have alcohol go "burgle burgle." Only about three to seven percent of all drinkers will ever know what I took for granted all my life. When the hounds of fate are ripping at your throat, it doesn't go "burgle." It goes boom. Nothing changes, but it all looks different.

If it does that for you, one little negative thing happens. The tools I have for dealing with conflict, the ability to process conflict and difficulty - these atrophy a little bit more from non-use. What's the sense of working out a painful situation for two weeks when I can change it in two minutes? So by the time alcohol is doing something to you, that's way down the line. By time it's doing something to you, sustained reality is just about untenable, piece by piece. The curse of alcoholism is sustained reality has become untenable. And you can have every rationalizing reason in the world, and you can even "prove" your reasons are right.

As I say, I watch men die. Every one of them can assure me they are not really alcoholics. They had real problems. So it appears that the insoluble, unsolvable aspect of alcoholism is that somehow the world has to change for this guy to make it, or this girl to make it and, you can't change the world. So there you are. That particular combination of alcohol, the answer (alcohol) now becoming the problem, together with a reality that sooner or later is so full of sharp corners it's unbearable - - that combination is called alcoholism.

The reason people die from it a lot of times is because they confuse it with an alcohol problem. Alcohol. That's why very, very few people who work in the field of alcoholism and teach it well, but do not take care of their own perceptions, get drunk again. This is a sad fact, but true. All the knowledge of the intellect doesn't help when the emotions start to surge. You can be the smartest or the dumbest. I've watched a department head at The California Institute of Technology and I've watched ditch diggers, die for the same exact reason.

That is why it is almost imperative that sooner or later the alcoholic gain something besides knowledge of his illness. Because knowledge alone is not enough. That is why for most alcoholics something additional must be added. He must have something or some way to little by little take some strides towards altering his perceptions of reality. You cannot instantly alter your emotions by thinking. You can over a long period of time. But that's like saying, "I'm going to make up my mind not to be hungry tonight," and then control it. And that old hideous example I've used many times – this makes me sick – of eating a bar, a whole bar of Ex-Lax, and saying, "I'm not going to go to the toilet today. I'm never going to look at another pretty girl. I'm never this or that again," and on and on. These impulses are from the subconscious. They're just conditioned reflex. I can say I'm not going to blink, but a guy waves his hand by your eyes, and you blink. You don't think about should I blink. You just do it. It's a conditioned reflex.

That is why a thing such as Alcoholics Anonymous is not effective much of the time because people go there and keep thinking, if I learn what it's about, I will be all right. This does not work. Instead, somehow or other, there must be a motivation and a teacher that will enable people like me to act better. I cannot control my emotions, but I <u>can</u> control my actions much of the time. I can literally superimpose action over my emotions. The purpose of a sponsor or someone helping you is to superimpose objective perceptions over my subjective perceptions. This is the right way to describe that. In fact, based on how things appear, you're overreacting, but you don't see it. You see something, and you can't believe it's anything but that, but it isn't that. It's like this wall. If when I was new, my sponsor would have said to me something to the effect of, "Clancy, that wall is green," and I'd say, "Ha ha ha, you goof. Either you're kidding me or you're crazy or you don't understand what brown is. That's brown." "I don't care if it looks brown to you,

you act like its green." (laughter) Now, we never discuss the colors of wall, because that's easy. We discussed perceptual colors, such as "I don't care how it looks to you, you go over and apologize to her. You acted badly." And those perceptions were just as foreign to me as telling me that wall was green. Because I could "prove" from my side that it wasn't that way. She hurt me. She said something terrible to me. I'm not going to work for that guy who's exploiting, me and on and on and on.

That's in a sense what a sponsor is. A sponsor can give you objective perceptions when your perceptions are discolored, because you will act on your discolored perceptions sooner or later. Discolored perceptions will create emotional problems that you will have to justify, and away we go again. There is a valuable function in acting to relieve conflict, of walking through it. The sponsor finds some way to say, "You do this," and then you do, and you get a certain security just by accepting the direction and doing it, even when you disagree with it. The purpose of this sort of therapy is not to enhance the strength of your intellect, but it's to do something that I don't know of any other way to do it for people like me. It relieves pressures on the emotions. I get back control with my intellect, not by strengthening my intellect, but by weakening the pressures on the emotions. It has to go on and on because the world is full of stimuli. I can know everything about how to stay well right now, and if I don't take some sort of continuing therapeutic, when I get out of whack, I'll think that it's all real again. I have to have some benchmark to bring me back.

That is why knowledge, as a rule, will not keep people sober. Information will not keep people sober. Love will not keep people sober, because love comes and goes. A love of God will keep you sober, perhaps? No. I've been flown across the country a couple of times to talk to big groups of clergymen who are sent to this big home from all over the world, and they love God, but they can't stay sober. And AA is teaching them how to stay sober so they can go back and love God sober. There has to be something more. There has to be something to deal with the intermittent spells of childish perceptions. That's why we have to have a continuing therapeutic. That's what makes alcoholism baffling. That's why sometimes people who've been sober for many years get drunk. They say, I now know all about it. I shouldn't have to keep doing that stuff now. And they stay all right. But the rest of the world gradually gets out of whack in their perceptions. And they all start to go to hell again.

In fact, to oversimplify, the function in recovery of alcoholism is not even to change yourself. It's just to make everybody else in the world shape up. And if you stop doing the work of recovery they find out and act badly. (laughter) That's why they say to alcoholics, don't get too hungry or angry or lonely or tired, not because those are bad things, but because they are perception distorters. When you're hungry, you have a tendency to become impatient and intolerant. When you're angry, it is always justified. But it's now obsessive emotion. "Hey, what's he doing to me? Should I be angry? Shut up." When you're lonely, it presses every self-pity button in every neurotic personality. "Oh, I guess they're probably all at a party tonight somewhere. I'll be all right. I like watching 'Hooker'." And when you're tired, you stay the same, but people take advantage of you, including total strangers. I don't know how these total strangers know how to get me. I've noticed this a couple of times. I get on the Santa Monica Freeway in the morning to go to work, after I've given my all for others. (laughter) I'm tired. I just want to get to work. I see some old lady up there thinking, "See the man (me) in the blue Ford? He's tired. I'm going to cut that son-of-a-bitch off." It just makes you crazy. (laughter)

That's why people like me have to sacrifice all the time. I must sacrifice and take care of myself and keep doing remedial actions. I don't even do it for me. I do it so all of you will stay okay. That's a hard concept, because all of my life I've been trained to think that if I know enough about it, I can beat you. But here knowing this isn't worth a pitcher of warm spit. It isn't worth anything. The answer lies in doing it, doing the remedial action, no matter how you feel at the moment. I must not allow my life to be at the beck and call of childish emotions that even now occasionally creep up on me when I'm not taking care of myself. That's what alcoholism is, why it's so deadly, and that's why it's so recoverable.

All I have to do is surrender, the hardest single thing in the world. I've used this analogy many times, but its' still true. "Surrender" sounds as though you just throw in the towel and live happily ever after. Humans like me can't do that. I've thrown in the towel, but as soon as the heat is off, I inch it back. And I spend the rest of my life tearing off small strips to see if that'll satisfy the dirty bastards. Surrender occurs little by little, more like incremental surrender. I'm getting sick of it. (laughter) If I didn't feel so good, I'd cut out. But surrender is what it's about.

I know that you've heard many, many fine speakers here, much more knowledgeable and much more experienced than I. These are perhaps much finer people. I think maybe you could understand. That's why to some people, alcoholism is not recoverable by any tool applied to any disease, because in alcoholism the lethal aspect is that it's a disease of perception. And the recovery has to be in conjunction with something that will alter the perception, or the alcoholic must surely drink.

Thank you.

Originally transcribed by Elaine Farris, 1983

Edited by Diana Sidtis, 2007

Final transcription by Julie St. John, 2007

WEITERE BÜCHER ZUM THEMA
12 SCHRITTE PROGRAMM
AUS DEM SANTIAGO VERLAG

Bill W. : MEINE ERSTEN VIERZIG JAHRE
ISBN 978-3-937212-00-5 Paperback 162 S. (D) € 12,50

Stephanie Covington: FRAUEN UND DAS 12 SCHRITTE PROGRAMM
ISBN 978-3-937212-09-8 Paperback 266 S. (D) € 16,50

Genesung von Sucht ist keine Männersache – und doch kann es uns Frauen manchmal so vorkommen! Dieses Buch bringt deshalb eine weibliche Perspektive in das Zwölf Schritte Programm und offenbart die auch für uns Frauen so heilenden Botschaften hinter den männerorientierten Worten.
Ganz offen erforschen wir hier die Zwölf Schritte vor dem Hintergrund der weiblichen Erfahrung von Sucht und Genesung und finden dabei flexible Interpretationen, die unseren Bedürfnissen entsprechen. Diese neue Perspektive berücksichtigt nicht nur die psychologischen Entwicklungsbesonderheiten, sondern auch die sozialen und kulturellen Faktoren, die uns Frauen besonders angehen. Dazu gehören unsere speziellen Nöte und Probleme, von Beziehungen und Alltagssorgen über Sexualität und Spiritualität bis hin zu unseren Ängsten, in Meetings zu sprechen, in denen viele Männer sitzen.
Dies soll dich als Leserin ermutigen, die Initiative für Deine weibliche Form des Genesungsprozesses zu übernehmen und Dich als Frau zu vervollkommnen.
Stephanie S. Covington ist selbst Genesende nach dem AA Programm. Sie ist klinische Psychologin, arbeitet als Beraterin für Organisationen und hält Vorträge und Workshops. In den USA ist sie durch ihre Arbeit über frauenspezifische Aspekte zu Themen wie Suchttherapie, Sexualität, Familie und Beziehungen landesweit anerkannt. Sie ist Autorin mehrerer Bücher und lebt in Kalifornien, USA.

Walther H. Lechler (Hg.): NICHT DIE DROGE IST´S, SONDERN DER MENSCH

ISBN 978-3-937212-34-0 Paperback 128 S. (D) € 10,00

Drogen machen nicht süchtig. Alkohol verursacht nicht den sogenannten Alkoholismus. Es geht um das Programm, das wir in uns haben und das geändert werden muss.
Viele Menschen leiden an einem schrecklichen Mangel: Sie sind nicht mit den not-wendigen Erfahrungen ausgestattet worden, um sich dem Leben zu stellen und um das zu finden, was Sattwerden und Fülle verspricht: Spirituelle Erfahrung und menschliche Nähe. Schon C.G. Jung hatte erkannt: Spiritus contra Spiritum! Nur der Geist, das geistig spirituelle, vermag den Wein-Geist zu besiegen.
Den Weg dahin zeigen sowohl das Zwölf-Schritte-Programm der Anonymen Alkoholiker als auch das Bad Herrenalber Modell nach Dr. Walther H. Lechler. Doch es sind nicht immer nur die Anderen - auch wenn wir mit uns selbst ehrlich sind, erkennen wir: Wir sind alle süchtig.
Aus dem Inhalt:

Walther H. Lechler:	Nicht die Droge ist´s, sondern der Mensch
Walther H. Lechler:	Wir sind alle süchtig
W. Seidenwerth:	Rückfälle und menschliche Natur
Ambros Wehrli:	Behandlungskonzepte für Drogensüchtige (Briefwechsel)
Karl A. Geck:	Suchtgesellschaft kurz vor dem Entzug
Karl M.:	Münchhausen lässt grüssen

Walther H. Lechler (Hg.): SO KANN`S MIT MIR NICHT WEITER GEHEN
Spirituelle Erfahrungen in der Therapie

ISBN 978-3-937212-39-5 Paperback ca. 200 S. (D) € 17,50

Walther H. Lechler (Hg.): GESUND IST, WER NOCH KRANK WERDEN KANN
Interviews, Vorträge, Schriften

ISBN 978-3-937212-05-0 Paperback 196 S. (D) € 15,00

Ausführliche Informationen auf unserer Webseite
www.santiagoverlag.de

oder fordern Sie gerne unsere Prospekte an
Telefon: 02827 5843
Email: info@santiagoverlag.de